El Dragón atado con hilo

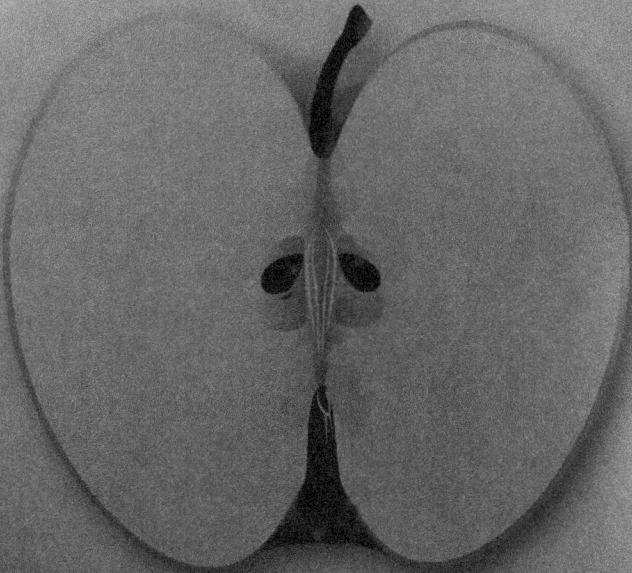

Carlos Rafael Loarca

Carlos Rafael Loarca

El Dragón atado con hilo

Carlos Rafael Loarca

El Dragón atado con hilo

Primera Edición.
Agosto de 2015.
Escrito en Guatemala, de Octubre de 2013 a Enero de 2015.

Ilustración de portada:
Carlos Rafael Loarca
carlosrafaelloarca@gmail.com

Contenido

Introducción

El Dragón atado con hilo es una compilación de relatos que pretenden ser eróticos sin ningún estilo narrativo definido en particular, utilizando palabras coloquiales y modismos guatemaltecos, quizá hasta brincando algunas reglas léxicas y gramaticales pretende encender la llama de la imaginación con el simple objetivo de contar historias que puedan generar algún fenómeno de índole vasocongestivo y con suerte aumentar levemente el ritmo cardiaco.

El autor

La derrota

Aquel sábado por la tarde nos pusimos de acuerdo con Fredy, Miguel y su prima Cristina para ir al concierto de Vicente Fernández al día siguiente, es decir, el domingo 26 de agosto de 2012, como habíamos gastado bastante dinero para las entradas, porque cada una nos costó Q 800.00 más lo que cobran por servicio, estábamos haciendo cuentas para saber cuánto debía llevar cada uno aproximadamente tomando en cuenta la gasolina, la comida, las cervezas, etc.

Yo llegué aproximadamente a las 4 de la tarde, ya había bastante gente para esa hora, como yo iba en bus, me compré una cerveza mientras esperaba que llegara Fredy, porque Cristina iba llevar a Miguel en su carro pero llegarían hasta las 6 de la tarde. Con cerveza en mano caminé despacio desde el inicio del estadio mientras me deleitaba la imaginación viendo vaqueritas pasar, con sombrero, maquillaje moderado, pantalones ajustados dejando ver la redonda forma de los glúteos, un escote de camisa que además de la delgada cadena de oro dejaba ver un sensual, brilloso y sudado escote que contrastaba con el pelo que le caía en el hombro, y que al pasar dejaban un rastro de perfume exquisito, trataba de ignorar que la mayoría de ellas iban acompañadas de uno o varios vaqueros con camisa rayada, hebilla grande, panzones de bigote o candado mal afeitado, anillos grandes y cadenas en las muñecas. Estaba tomándome la segunda cerveza cuando me llamó Fredy, le dije dónde estaba, llegó ya con una cerveza en la mano, y nos sentamos a platicar esperando a los demás.

Nos terminábamos la quinta cerveza cuando me llamó Miguel, le dije dónde estábamos sentados y llegó con Cristina, quien por la ocasión pensé que llegaría como una vaquerita como las que había visto anteriormente, pues tiene pechos pequeños, pero lo compensa dos cuartas más abajo por la parte de atrás, pero para mi sorpresa llegó como generalmente se viste, con una blusa pegada, generalmente dejando un hombro al descubierto, un pantalón pegado, zapatos abiertos con tacón no muy alto, pelo suelto, pulseras de distintos colores, aretes grandes y una cadena lo suficientemente larga para que el dige caiga al inicio de la unión del busto rozando la blusa, ligeramente maquillada y ese brillo en los labios que provocan besarlos suavemente.

Los saludamos, compramos cerveza para los dos, se unieron a la plática, la cual estaba en la maña de las mujeres de ir juntas al baño, plática a la que llegamos después de discutir patanamente sobre las diferencias entre las fantasías sexuales de hombres y mujeres. Luego de una falsa alarma por el ruido de la muchedumbre dentro del estadio, pensamos que ya iba a comenzar el concierto y las ansias aumentaron. Cristina se terminaba su segunda cerveza cuando el ruido de la gente del estadio anunció que el concierto empezaba, yo llevaba mi cerveza a la mitad y me la tomé de un solo por entrar al concierto. Hicimos la cola respectiva, primero estaba Fredy, luego Miguel, y frente a mí, Cristina. Como en todo concierto, las filas son largas pero al llegar a la entrada, el espacio personal se empieza a reducir hasta rozar a la persona de adelante y atrás. Sin ningún tipo de morbo intencional, los glúteos de Cristina empezaban a rozar mis muslos, su pantalón azul ajustado y mi pantalón negro holgado evitaban el contacto de piel. Esos movimientos ligeros continuaron por varios minutos, pero por respeto y caballerosidad trataba de evitarlos, aunque por dentro deseaba que la cola se compactara para tener roses más largos con sus redondos glúteos.

Entramos al estadio y el Hijo de don Chente teloneaba el concierto, buscábamos un buen lugar para acomodarnos y disfrutar del concierto cuando empezaron las primeras notas de guitarra de la canción "Me gustas" de Joan Sebastian, casi instantáneamente Cristina pegó un grito de emoción que se confundió con otros muchos gritos de la gente del estadio, tomándome del hombro y por el ruido de la gente me gritó cerca del oído "me encanta esa canción", respondí que era una muy buena canción, la coreamos junto a la muchedumbre del estadio. Cristina se veía muy emocionada, movía la cabeza y el cuerpo mientras coreaba las canciones, movimientos que por su figura eran sexualmente llamativos, al menos para mí. La emoción aumentó cuando se despidió el hijo de Chente y llegaba el momento por el que habíamos pagado tanto. La multitud enloqueció cuando salió el mariachi Azteca tocando y Vicente Fernández cantando "Me canse de rogarle, me

7

cansé de decirle..." todos gritaban emocionados, pero por la cercanía escuchaba mas los gritos de Cristina quien parecía no creerlo.

Cristina no parecía cansarse de gritar y corear las canciones, compramos varias cervezas adentro mientras coreábamos las canciones pero cuando escuché al mariachi tocar "*La derrota*" y a Chente cantar "*Por darle rienda suelta a mis antojos...*" ahora el que gritaba era yo, esa canción siempre me gustó mucho, casi me tomé la cerveza de un solo, cuando Cristina me vio, me abrazó y se balanceaba de un lado a otro, y recostando su cabeza sobre mi hombro, pero no fue hasta que la canción terminó que noté que cristina tenía sus manos en mi cintura abrazándome, cosa que me pareció extraño pues pocas veces había compartido con ella de esa manera, pensé que podía ser la emoción del momento y no le di mucha importancia. Luego de varias canciones su mano derecha pasó de mi cintura a mi bolsa izquierda trasera, cosa que me extraño mucho más, pues el momento romántico ya había pasado. Noté que Miguel vio todo el proceso, pero como buen cuate se hizo el loco, simplemente se reía con un gesto de "*Que cerote*".

Durante el concierto hubo varias canciones que yo no había escuchado y Cristina tampoco, durante esos momentos platicábamos sobre el fracaso de las relaciones mientras yo intentaba desviar la conversación a un sentido más sexual, pues a esas alturas ya quería hurgar debajo de su pantalón. La plática se complicaba por momentos por el ruido de la gente pero seguía intentando a ver si tenía "*éxito*". Noté que cada vez que mencionaba temas sexuales, Cristina se reía de una forma maliciosa, inclinando ligeramente la cabeza y girándola como negando lo que yo decía y algunas veces limpiándose de los labios el exceso de cerveza con el dedo medio, cosa que aumentaba más mis ganas de desenmarañar sus tesoros íntimos.

No sé si fue el efecto de la cerveza o si en realidad Cristina me había tomado más confianza, pero al terminar el concierto ya bromeaba conmigo de forma distinta, se reía diferente, incluso su forma de trato era diferente. Salimos del estadio hablando de lo bueno que había estado el concierto y que me había quedado picado con la cerveza, cosa que Cristina también afirmó pero Fredy dejó claro que ella iba manejar y que no debía beber más. Tomé lo que dijo Fredy como plataforma para decir que como yo no iba manejar, si podía seguir, así que compre otras cuatro cervezas, una para Miguel y una para mí y dos para llevar, porque Fredy dijo que ya no quería y Cristina tomándole la palabra a Fredy, dijo que no porque debía manejar.

Durante el camino, no bastándonos el concierto Cristina puso un disco de Chente y seguimos cantando en el camino. Por azares del destino sonó *"La Derrota"*, Cristina gritó y dijo, *"hasta hoy la escuche pero no la voy a olvidar"* refiriéndose a que esa canción motivó que nos abrazáramos, me vio por el retrovisor y me guiñó el ojo, cosa que afortunadamente solo yo vi. Pasó dejando a Fredy en la zona 6 y seguido le preguntó a Miguel si lo iba dejar a su casa, pues Miguel vive en la zona 1, el preguntó que pensaba hacer y ella respondió que lo dejaría en su casa y que después me iría a dejar a mí. Miguel dijo que estaba bien y lo pasó dejando a su casa, pero cuando se despidió de mí, me dio la mano, hizo una mueca, levantó una sola ceja y se rió, yo asumí que era porque solo quedábamos ella y yo.

Miguel se bajó y yo me pasé al sillón del copiloto. Ella seguía con entusiasmo rezagado del concierto y me preguntó que me pareció el concierto, yo le contesté *"Mmm mas o menos"* luego de una pequeña risa y con la mano haciendo el gesto de *"más o menos"* intentando ser indiferente, ella pegó la carcajada y me dijo *"¡Que mentira! Si yo te vi gritando jajaja"* luego me reí y le dije que efectivamente me había gustado mucho, sobre todo la plática a medio concierto mirándola fijamente a los ojos, se quedó seria por un instante y luego aprovechó el cambio de canción que escuchábamos para gritar y cantar *"Por presumir, a mis amigos les conté…"* yo la seguí y canté con ella. Durante el camino seguimos cantando y platicando, recordé que cuando intencional pero sutilmente insertaba temas o bromas sexuales en la plática, ella hacía gestos y se reía de forma distinta así que lo volví a hacer varias veces. Para esas alturas estábamos en el periférico y al sonido de *"Por tu maldito amor"*, ahorrillo el carro, le subió volumen a la música, me tomó con una mano la pierna, con la otra me tomó de la playera y me acercó hacia ella dándome un muy sensual beso.

En ese momento estaba estupefacto, no podía creer que alguien como ella fuera a reaccionar así, pensé que quizá era el efecto del alcohol, aunque siempre había sido extrovertida, también pensé que posiblemente esa era su forma de ser, todo eso pensaba mientras intentaba disfrutar del beso que me daba porque aún me parecía difícil de creer que en realidad estuviera sucediendo, y que durara tanto, fue uno de los besos más largos de mi vida. Me tomó de la cabeza, pasó por el cuello, por mi pecho, mientras me seguí besando, cada vez más intensamente, pasó su mano de mi pecho al abdomen, luego a la pierna y luego sin previo aviso a mi entre pierna, la cual a esas alturas tenía un miembro un tanto abultado por los besos tan intensos que me estaba dando. Estuvimos así varios minutos, hasta hoy sigo pensando que me tardé mucho en corresponderle utilizando mi sentido del tacto, pues empecé por su pierna, subiendo hacia su ombligo, los senos, el cuello, el hombro y de nuevo hacia abajo, intensificando el contacto en algunos momentos. Cuando llegué a su entre pierna estaba bastante mojada a pesar de tener pantalón, empecé a tratar de estimularla, pero la posición en la que estábamos me impedía hacerlo con comodidad. Luego de unos minutos de besos y toqueteos, me vio a los ojos y me hizo el gesto con el rostro de "*¿vamos?*", yo ni lento ni perezoso le dije "*ya estuviéramos allá*".

Ella se desvió hacia la Roosevelt y sin dejar de tocarme la pierna y la entre pierna, se metió al Omni y luego del proceso relativo al ingreso, entramos a la habitación. Ella entro primero, me llevaba de la mano, se sentó en la cama y me haló hacia ella, mientras me besaba me dijo "*desde el concierto quería hacer esto*", luego de unos momentos de besarnos, lentamente me empezó a quitar la playera sin dejar de besarme, ya sin playera, me besaba el mentón, el cuello, el pecho, el abdomen y mientras lo hacía con las manos me desabrochaba el pantalón, me lo bajó y cuando sus labios iban por mi abdomen, con los dientes y lentamente me quitaba el bóxer hasta dejar ver mi miembro muy entusiasmado tanto como ella. Con las manos me terminó de bajar el bóxer, se paró, hizo que me sentara en la orilla de la cama, me empujó lentamente para que me acostara, me besó los labios, y poco a poco fue del cuello hacia abajo, cuando llegó a mi ombligo, empezó a bajar mucho más despacio, aumentando así mi excitación. Con el mentón rozaba mi miembro de un lado hacia a otro y bajaba pero muy despacio, con sus manos me acariciaba el pecho y las piernas, mientras unos sonidos de excitación se le escapaban por momentos.

Cuando por fin llegó su boca al nivel de mi miembro, con la boca semiabierta lentamente lo acariciaba de un lado hacia otro, lo besaba, abría más la boca y lo seguía acariciando sin introducírselo en la boca, yo me movía por la excitación y ella no dejaba de acariciarme. Al momento sentí la calidez de su boca cuando por fin lo introdujo al instante se le escapó un gemido más largo y más intenso, mis jugos se mezclaban con su saliva y producían el sonido del líquido en sus labios cada vez que introducía mi miembro en su boca, por momentos lentamente y por momentos más rápido, alternando las caricias en mis piernas y pecho mientras sus labios jugaban besando la base de mi miembro y por momentos con la lengua acariciaba mis dos testigos de lo excitante que estaba sucediendo.

Luego de varios minutos de un exquisito oral y bastante lubricado, se paró, le ayude a quitarse la blusa mientras ella con movimientos provocativos se quitaba el pantalón, la acosté en la cama y me posicioné sobre ella, besándole los senos uno a uno, mientras con las manos le acariciaba las piernas y entre ellas, notando lo húmeda que estaba. Con cada caricia en su entre pierna se le escapaban gemidos de excitación, pero su tanga aún me evitaba el contacto directo con unos labios bien rasurados y bastante húmedos. Seguí besándole los senos, el cuello y me dirigí a su oreja izquierda, momento en el que los gemidos fueron más seguidos y mi mano empezaba a hacer su trabajo bajo esa tanga blanca, comencé a mover mi dedo medio de arriba hacia abajo sintiendo directamente la humedad de esos labios que quería penetrar desde hacía varios minutos. Mi lengua seguía jugueteando con su oreja izquierda, mi mano derecha hacía su trabajo con su clítoris y mi mano izquierda le sostenía su mano derecha por encima de su cabeza. Varios minutos pasaron con mis dedos jugando con su clítoris y labios y mis labios jugando con su cuello, labios y pechos, cuando vi que los gemidos cada vez eran más

11

seguidos y más intensos, me coloque frente a ella, lentamente le quité la tanga ya bastante húmeda, tomé un condón, me lo puse y con mi miembro empecé a hacer el mismo trabajo que mis manos hicieron instantes antes. Ella se movía y con las manos se tocaba los senos, el abdomen y las caderas.

Luego de unos instantes de movimientos amalgamando sus jugos con los míos, lentamente la penetré y soltó el primer gemido fuerte, mientras dijo suavemente *"hay, que rico…"* yo sentí deliciosa esa calidez del interior de su vagina y me empecé a mover lentamente de adelante hacia atrás mientras ella levantaba las caderas de la cama contorsionándose y gimiendo al mismo tiempo. Poco a poco fui aumentando la rapidez del movimiento y la penetración era más rápida y más excitante. El sonido de su cuerpo chocando con el mío se empezaba a escuchar, mezclado con el sonido de la humedad de sus jugos y los míos. Las embestidas se hacían más fuertes y rápidas y ella gemía cada vez con más fuerza, la tomaba de las piernas, las colocaba en mis hombros y ella me tomaba de la cintura y me halaba hacia ella, cuando las embestidas bajaban de ritmo, aprovechaba para cambiarla de posición, le tomaba una pierna la ponía en el lado contrario, dejándola de lado y permitiéndome ver ese redondo y hermoso trasero, la penetré de lado y ella se empujaba hacia mi haciendo el sonido de nuestros cuerpos chocando cada vez más fuerte y se mezclaban con sus gemidos interrumpidos por su fuerte respiración.

En esa posición estuvimos por varios minutos cuando aprovechándola, se puso en cuatro dejándome ver mucho mejor el hermoso espectáculo de su trasero que se unía con su delgada cintura y me dejaba ver su espalda y el pelo que le caía en ella. La tomé por la cintura le introduje mi miembro y nuevamente gimió diciendo despacio *"Por dioossss… que rico…"* le acariciaba la espalda mientras la penetraba cada vez más fuertemente, sus gemidos eran más intensos, casi se intercalaban sus gemidos con un *"¡hay! ¡Qué ricoooo! Mmmmm"*, el calor aumentaba con cada embestida, el choque de su redondo trasero con mis muslos se escuchaba más fuerte y más seguido, ella se movía y contorneaba de arriba para abajo, se tomaba de pelo se agachaba sin dejar de gemir. Varios minutos penetrándola intercalando la intensidad y las caricias en su espalda, trasero y piernas, fueron aumentando la velocidad de las penetradas y en este caso era yo el que soltaba gemidos de placer y se mezclaban con los de ella, era exquisita la sensación de estar dentro de ella. Cuando se intensificaron las embestidas, ya no sabía dónde más tocar, empecé a sentir esa deliciosa sensación en mi interior y tomándola más fuerte de la cintura exploté y expulsé todo lo que pude, ella no paraba de moverse y gemir de placer, la abracé para sentir su cuerpo, los dos húmedos por el sudor, le besé la espalda, me acerqué a su cuello y le susurré al oído *"Que rico..."* Ella se rió y me dijo *"Siiii que deliciosoooo, eso último estuvo Mmmmmm"*.

Estuvimos acostados por otro par de minutos, yo me tomé casi de un trago una de las cervezas que aún llevaba, ya no estaba fría pero la sed me estaba matando, ella también se tomó una, platicamos sobre las veces anteriores que nos habíamos visto mientras nos terminábamos las cervezas. Luego nos vestimos, salimos, seguimos escuchando a Vicente Fernández, me dejó en mi casa, nos despedimos, y después de que me bajé del carro, puso a todo volumen *"La derrota"* canción que poco a poco dejaba de escuchar mientras se alejaba de lo que fue una noche inolvidable.

Ahora es cuando

Marisol, 19 años, secretaria de la empresa donde yo trabajaba hace dos años, ubicada en el edificio el cortijo, sobre la avenida reforma y 2da calle de la zona 9. Marisol terminó la secundaria graduándose de secretariado bilingüe en un colegio de los muchos de la zona 1. Al año siguiente entró a trabajar a la empresa y pues como la mayoría de las nuevas en una empresa y más en su primer trabajo, son tímidas, calladas e introvertidas. Marisol era llenita, no gorda, tenía senos de tamaño moderado y un trasero grande pero sin mucha forma, pelo negro liso, cara redonda, con un piercing en la parte superior de la oreja izquierda, más arriba de donde generalmente se lo colocan las mujeres. La empresa no era muy exigente en la vestimenta, pero ella generalmente llegaba como si fuera la secretaria del presidente, impecable, camisa blanca, falda corta pegada, tacones, bien arreglada, incluso a veces llegaba con chaleco, al muy estilo de los bancos.

Yo trabajaba para el área de cobros de la empresa, así que por cuestiones de que todo cuadre, muchas veces nos quedábamos tarde, después de que todos se iban, generalmente el jefe inmediato superior también se quedaba pues si nos íbamos muy tarde, él era quien cerraba. En los primeros días de Marisol, se le notaba el entusiasmo, aunque como cualquier aprendiz tenía sus errores, algunos leves y otros más garrafales, pero dado que estaba empezando, el jefe del área era un poco considerado con ella. Actitudes que casi todos empezaron a notar y empezaron los rumores de que el jefe le quería dar para sus aguas.

Entre la tertulia laboral ya se empezaba a rumorear que Marisol era de faldas flojas, pero nada concreto, simplemente porque generalmente tenía mucho entusiasmo y no le costaba relacionarse con la gente del trabajo, pues lo introvertida fue disminuyendo paulatinamente. Empezaba un trato con un poco más de confianza, pareciera que solo con los hombres, pero en realidad era igual con las mujeres, situación que a veces incomodaba a algunas compañeras más antiguas, pero mucho más serias con la forma de trato.

14

Un día, en esa época de transición entre la timidez y la falta de ella, llegué a trabajar como normalmente lo hacía, pero me pareció ver muy poca gente en la oficina y resulta que era por una manifestación de esas que pasan por el obelisco, pasan por la reforma y se encaminan a la zona uno. Pues esa manifestación fue bastante multitudinaria, tanto, que casi ocupaban ambas vías de la avenida Reforma, las de ida y las de regreso, la cuestión es que esto provocó un tráfico bastante largo en todas las calles aledañas a la avenida Reforma y que era la razón por la cual mucha gente aún no había llegado a la empresa, sobre todo los jefes. Doña Gloria, la señora de mantenimiento llegó un par de minutos antes que yo y fue quien me contó sobre la manifestación. Dado que yo me movilizo un bus y mi ruta no es aledaña a la avenida reforma, y tengo que caminar varias cuadras desde donde me deja el bus hasta el trabajo, no tuve problemas para llegar.

Marisol vive en la zona 4 y por la cercanía con la oficina, tampoco tuvo inconvenientes para llegar como la mayoría. Cuando llegué la salude de beso, y cuando me incliné para saludarla noté que no tenía el arete en la parte superior de la oreja donde generalmente lo tenía, comentario que le hice casi inmediatamente de tocar mis labios con su mejilla, y ella hizo un gesto con los labios y los ojos y me contestó *"Mmm mi papa"*, yo le pregunté *"¿Y eso?"*, ella contestó que su papá tenía prejuicios con todo lo que se salga de lo normal para él, como piercings, tatuajes, ropa o peinados extravagantes, etc. Dijo varias cosas, entre ellas una que quizá se le salió por su gesto, lo que dijo fue *"... y peor si me mira en carros ajenos de noche y peor si me mira..."*, yo cual inocente no imaginé nada sobre eso, pero ella se calló, se sonrojó un poco e hizo un gesto y dijo *"ya sabes, cosas que pasan"*, yo no le di importancia y simplemente le dije que era normal, los padres siempre quieren lo mejor para sus hijos, la cuestión era el concepto de *"mejor"* para ellos, ella estuvo de acuerdo y así siguió la plática, inocente. Casi daban las 9 y la mayoría de gente seguía sin llegar, desde la oficina se escuchaban las consignas de la gente de la manifestación, pero nosotros seguíamos platicando, luego de varios minutos, la marcha avanzó y se empezaron a descongestionar las calles, porque empezaron a llegar los demás compañeros, situación que cuando noté, le dije que ya estaban llegando todos y que si algún día almorzábamos, noté cierto desinterés porque me respondió "*Si, a ver qué día*", yo pensé aquí no va haber nada y simplemente me fui a mi área de trabajo.

Lo interesante fue que dado que salimos a almorzar a la 1 y media, a la una con veintinueve minutos llegó donde estaba yo, y me dijo "*¿Listo?*" yo hice una cara de extrañeza fingida y luego una cara como de comprensión y le dije "*Ahh si, vamos*". Noté que varios compañeros estaban desconcertados, pues no era normal que algo así sucediera, conociéndolos, supongo que se quedaron especulando sobre ese "*vamos*", pero quien sabe. Nos dirigimos caminando cuadra y media del edificio a un restaurante decentón, ni shucos ni la estancia. Mientras caminábamos le dije que pensé que eso de almorzar algún día nunca llegaría y ella contestó "*es que hay que dejarlos picados*" yo me reí y le conteste "*me gusta, la estrategia ante todo*", ella se rió y así nos fuimos platicando hasta llegar al restaurante. Durante el camino noté que se comportaba mucho más extrovertida que en la empresa, su risa es fuerte, generalmente casi rozando las carcajadas y yo creía que era extrovertida en el trabajo, pero comparado como es afuera, seguramente es su versión de recatada.

Al inicio me sentí raro pues dentro de la empresa pude lidiar con alguien así, viendo como era afuera, no sabía si podía "*controlarlo*", pues me costaba responder y reaccionar a sus inesperados comentarios o acciones, por ejemplo, cuando íbamos cruzando la calle para llegar al restaurante, un policía municipal de tránsito estaba dando vía a los vehículos, cuando casi nos acercábamos a él me pregunto "*¿Sabes que es un policía municipal de tránsito?*" yo en ese preciso momento no supe que responder porque estoy casi seguro que el policía escuchó, de reojo vi que volteó y se nos quedó viendo, yo me quedé callado por un momento mientras avanzábamos y a ella se le escapó una especie de carcajada en voz baja, a mí me dio risa su risa y también me reí. Unos pasos lejos del policía le pregunté "*No, que es?*" ella respondió "*Es una cagada al revés*" pero me lo dijo riéndose y pues me dio risa que se siguiera riendo, pregunté por qué y me dijo "*Porque arriba está la bacinica y abajo está la mier...*" las carcajadas no dejaron que terminara la palabra y le dio un ataque de risa de varios segundos, a mí me contagió la risa pero también me reía por lo bueno del chiste, pues esos cascos que ahora usan son chistosos, terminamos cruzando la calle riéndonos y seguimos caminando al restaurante.

Durante el almuerzo todo iba bien, se mostró bastante cómoda, me comentó como se estaba sintiendo en la empresa, de su incomodidad con algunas de sus conservadoras compañeras y que estaban pensando salir a bailar el viernes siguiente luego de salir del trabajo. Pensaba auto invitarme cuando preguntó si me gustaría ir, desde luego contesté que sí, dijo que ya varios habían confirmado y conmigo éramos 7, 3 mujeres y 4 hombres. Al regresar del restaurante venía a mi derecha y repentinamente se pasó a la izquierda, como escondiéndose y se reía, cuando vi al policía de tránsito a media calle entendí, ella se seguía riendo y tratándose de esconder del policía, y esa especie de carcajada silenciosa no se borraba de su rostro.

Llegó el viernes por la tarde y ya varios comentaban sobre la salida, como cualquier viernes en una empresa se sentía la alegría de que se acercaba el fin de semana. Se llegó la hora y por unanimidad nos dirigimos hacia la zona 1, en dos carros, en el de Manuel de Contabilidad y en el de Marisol. Por supuesto yo intentaba acercarme a Marisol lo más que pudiera porque ese trasero me llamaba mucho la atención. Fuimos a un lugar sobre la séptima avenida y después de pagar el cover del cual ni tenía idea, porque los tristes 70 quetzales que llevaba los pensaba estirar hasta que se dejaran. Ya en el lugar, pidieron 1 botella de XL, la cual costaba más del triple de su precio comercial, pero supongo que ya habían ido a ese lugar varias veces y para ellos valía la pena pagar.

Al inicio todo estaba tranquilo, reguetón y música electrónica chocaban con los oídos de los presentes, muchos bailaban y a mí no se me podía quitar la idea de sus grandes glúteos chocando con mis muslos al ritmo de ese patán reguetón. Luego de varios minutos se puso mejor, se llenó más el lugar y empezó la bailadera. Viendo que casi todos bailaban, no me quería quedar atrás y pues como en ese momento Marisol estaba bailando, saqué a Rocío, la de recepción.

Como muchas recepcionistas, era bonita, buen cuerpo, bien arreglada, pero por alguna razón mis ojos buscaban los movimientos de Marisol, de baile en ese momento y eróticos después, si se podía. Rocío no bailaba nada mal, movimientos que mi amigo de entre mis piernas sintió y que a gritos me exigía pegarlo más a las piernas y glúteos de una Rocío treintañera pero con bastante potencial.

Luego de varias *"piezas"* musicales, Marisol se sentó, pero viendo que estaba acalorada no quise hacer mi movida, seguimos dándole a la botella y luego de unos minutos la música cambió a cumbia, momento en el que me dije *"ahora es cuando"*, me paré y le dije a Marisol que bailáramos, quien totalmente desperezada se levantó y nos hicimos paso entre la gente. Al inicio lamentaba que la música hubiera cambiado, pues el reguetón da más oportunidad de roces y sobijeos pero a falta de, trataba de pegarme a ella lo más que podía. En uno de esos intentos, me pegué tanto que le rocé mi entrepierna horizontalmente con toda la redondez de su trasero, movimiento que noté que disfrutaba, pues se sintió un poco la presión que hizo hacia mí, seguimos bailando así y ella a cada cierto tiempo hacia ciertos movimientos en los que por instantes quedaba de espaldas a mí, viéndome de reojo y agachándose un poco dejando que los roces se hicieran un poco más largos. Así bailamos durante varios minutos y nos fuimos a sentar, eso se repitió varias veces durante la noche hasta que solo conmigo bailaba.

La noche se acababa casi al mismo ritmo que la segunda botella, salimos y a falta de seguir la fiesta, cada quien para su casa. Ella se ofreció a dejarme a mí y a Rocío, yo le quedaba de camino, pero para ir a dejar a rocío se debía desviar bastante. Nos despedimos todos y nos fuimos. Ella tomó el periférico y se dirigió hacia la Roosevelt, pues rocío vivía cerca del hospital Juan pablo II. La fue a dejar, nos despedimos y luego de que arrancó, se fue más despacio, intentaba tomarla de la mano para ver que más podía salir y ella me correspondió, me le acerque y nos besamos, ella siempre manejando, al salir nuevamente a la Roosevelt se detuvo frente a la entrada del Seminario Mayor, la cual tiene una entrada desde la calzada, entrada que aprovechó para parquearse y para seguirnos besando. Los besos cada vez se hacían más intensos y yo sintiendo mis manos más libres empecé a tocarla, primero las piernas aprovechando la falda corta del trabajo, luego con muy poca agilidad le intentaba desabrochar la blusa, ella me seguía besando y me tocaba la entrepierna con movimientos circulares, la presionaba y me besaba, yo la acercaba hacia mí y le besaba la oreja, acto que hizo que se le escaparan un par de gemidos y dije otra vez *"ahora es cuando"* pero la razón me hizo recordar que del dinero que tenía, solamente me quedaban 20 quetzales, los cuales no ayudaban para logar mi cometido.

Entre beso y beso, ella me seguía tocando la entrepierna, la pierna, el pecho, la entrepierna, me tomaba del pelo y luego para abajo otra vez. Pensando estratégicamente decidí seguir y sugerir irnos a otro lugar con la esperanza de que ella pagara o me ayudara a pagar en su defecto. Eso pensaba cuando me intentó desabrochar el pantalón, yo caballerosamente la ayudé y solo mi bóxer separaba sus manos de mi miembro ya bastante atento. Ella lentamente me levantó el bóxer y metió su mano, instante en el que al mismo tiempo que notó la humedad, dijo *"Huuyyyy"*, con una risa maliciosa, yo la seguía besando, los labios, el cuello, los senos y de regreso, ella empezó nuevamente los movimientos circulares en mi miembro bastante erecto y la sensación cada vez era más deliciosa. Yo intenté acomodarme recostándome un poco más y ella bajó poco a poco de mi boca, hacia mi pecho, abdomen, hasta que de tajo sentí la calidez de su boca introduciéndose mi pene totalmente erecto, yo le acariciaba la espalda intentando meter mi mano en su blusa, intento que se hacía difícil dada la posición. No se cuanta experiencia tenía, pero ese oral lo estaba haciendo deliciosamente bien, sentía como sus labios besaban, metían y sacaban mi miembro humedecido de su boca, con ese sonido característico de la humedad mía mezclada con la humedad de su saliva.

Ella se movía y se estremecía, no sé si era porque le excitaba hacer orales o porque mi mano estaba en su espalda acariciando todo lo que podían, ese sonido exquisito de sus labios besando mi miembro seguía y poco a poco me estremecía, esa deliciosa sensación cuando lo introducía completamente en su boca es indescriptible, especialmente cuando lo hacía cada vez más rápido y más y más, movimientos que cada vez me hacían moverme y presionar su cabeza hacia mi procurando que se introdujera completamente en su boca, pues cada vez que pasaba eso, esa excitante sensación aumentaba bastante. Ella notó que me estremecía cada vez que la introducía completa y cada vez lo fue repitiendo y mientras lo hacía, me tocaba la pierna, el pecho y me presionaba hacia ella, los gemidos se me empezaban a salir y se mezclaban con los de ella, que como repito, se notaba que disfrutaba mucho hacer orales. Cuando los gemidos se hacían más constantes, ella la sacaba, la besaba lentamente, le pasaba la lengua, la acariciaba con la mano y poco a poco se la introducía nuevamente, aumentando la velocidad y luego la bajaba poco a poco, situación que se sentía deliciosamente bien.

Las caricias en mi pecho y pierna seguían, cada vez se introducía mi pene completamente en la boca y lo hacía más y más seguido, esos ricos movimientos se repitieron por varios minutos, ambos disfrutando de ese exquisito sexo oral que ella me estaba regalando, cuando la velocidad aumentaba, yo estaba por explotar, ella se seguía moviendo, se me escapaban los gemidos y me estremecía por esa deliciosa sensación, ella me miraba y se la introducía completamente, esas miradas hacían que estuviera más cerca de llegar al punto clímax cuando en ese preciso momento... ¡suena su celular! Yo maldecía a quien interrumpió tan delicioso placer y ella contestó. Era su papa preguntando dónde estaba, ella respondió que ya iba para la casa, que en 15 minutos llegaba y para que no notaran su agitación hablaba despacio explicando que había salido con unos amigos del trabajo. Esos pocos minutos me parecieron horas, después de que colgó, se me quedó viendo y me dijo *"príncipe, estas pendiente..."* le dio un último beso a mi miembro ya un poco desanimado y se posicionó para encender el carro. Yo no terminaba de maldecir a su inoportuno padre que me quitó uno de los mis placeres favoritos, terminar en su boca. Decepcionado me subí el bóxer, me arreglé y ya con más confianza le iba preguntando cuando íbamos a terminar lo que habíamos empezado. Ella con esa risa maliciosa me dijo que ya lo pensaríamos, y luego de seguir platicando, quedamos en definirlo en un próximo y espontáneo almuerzo.

Estabas pendiente

¡Hueco! ¡Huecazo! ¡Marica! ¡Dejate de pajas! *"Gritaban"* los compañeros de la oficina por el chat interno de la empresa cuando se enteraron que Marisol me había ido a *"dejar"* a mi casa y yo no quería contarles que había pasado en su carro. Luego de aquel viernes de placer inconcluso, pasaron dos semanas y Marisol se mostró como si absolutamente nada hubiera pasado, pues el tema no lo volvió a mencionar, aunque de cierta manera se notaba un poco más en confianza conmigo, pues me hablaba un poquito más, en realidad no era tanta la diferencia, quiero pensar que era así y no que yo me lo estaba imaginando por lo sucedido hacía dos viernes.

Con el paso del tiempo se miraba que ella iba tomando más y más confianza con la gente de la oficina en general, situación que me extrañó, pues dado nuestro secretito, pensé que conmigo iba haber mucha más confianza de la que hasta ahora tenía. Cierto día, que Rocío, la recepcionista, estaba arreglando su escritorio luego de haber llegado, llegué yo y lo primero que hice fue preguntar por Marisol, situación que delató un poco mi interés por Marisol. Rocío medio lo notó, hizo un guiño y respondió que aún no había llegado. Ignoro que le contó Rocío a Marisol sobre mi pregunta de ese día, o si sacó de proporción mi pregunta, pero el caso es que me pareció raro que Marisol me preguntara sobre eso, levantando una ceja, me dijo literalmente *"Me dijeron que me buscabas"*, yo hice una cara de extrañeza y respondí *"No, para nada, solo pregunté si habías llegado"*, a lo que ella respondió *"Pues aquí estoy, para que soy buena..."*. Me pareció como intimidante su actitud y pensé que iba jugar también a lo mismo, así que le respondí *"¿Pues tenemos algo pendiente, recuerdas?"*, ella cerró los dos ojos y al abrirlos levantó nuevamente una sola ceja y me dijo *"¿Así? ¿Cómo que será?"* y yo le respondí *"Pues si quieres te invito a una granizada con LECHE CONDENSADA y TERMINAMOS de platicar..."* Dado que le puse énfasis a esa *"leche condensada"* y al *"terminamos"* ella se rió y me dijo, claro, te espero a la una y media para almorzar.

Dieron la una y media y justamente se dirigía hacia la salida, salió y se quedó esperando afuera, yo salí y al verme nos encaminamos hacia el lugar a donde generalmente íbamos a almorzar. Al inicio pensé que esa *"salida"* era medio secreta y que me iba decir que fuéramos a otro lado, pero ella se miraba fresca y sin prejuicios que no dijo nada. Llegamos al lugar para almorzar y como está cerca de la oficina, había varios compañeros que iban a almorzar al mismo lugar. Eligió una mesa que estaba a dos mesas de los compañeros más próximos, se sentó dándoles la espalda y por ende, yo me senté en el lugar frente a ella y de frente a los compañeros. Durante el almuerzo ella se mostró fresca sin prejuicios ni cola que le pisen, exactamente lo que yo quería. Ella no tocaba el tema y a mí que siempre me ha costado empezar ese tipo de temas de tajo, me hice el loco y solo hablamos de rumores del trabajo, que aquel anda con aquella, que aquel se voló a aquella, que aquella anda de faldas sueltas, en fin, chismes del trabajo.

Cuando ella mencionó que uno de contabilidad le quería poner a Rocío, aproveché para preguntarle *"¿Y nosotros cuando cuadramos?"* ella se rió y me dijo *"Ahhh si estás pendiente, casi se me olvida"* seguro que se te va olvidar, si a eso veníamos, a definir, pero mi exceso de caballerosidad no me dejaba discutir el tema directamente, ella sonrió y dijo *"Ahora hasta caballeroso me saliste"* y yo respondí *"Si no fuera caballeroso, aquel viernes te hubiera quitado el teléfono para que no contestaras y poder tener el final feliz que me robaron"*, ella levantó una ceja y sonriendo me dijo *"Eso me hubiera encantado"*, al ver su ceja ligeramente sobre el nivel de la otra, pensé que en realidad ella quería que ese final feliz sucediera y hasta me imaginé su cara picaresca viéndome mientras me hacía el oral recordando aquel glorioso viernes por la noche. Aprovechando eso decidí poner toda la carne en el asador le dije *"El viernes after office"* le dije con tono seguro y desafiante, ella hizo una cara de extrañeza y como aceptando el reto contestó *"¡Va! ¡Pero en serio!"* en ese momento me sentí como soldado después de ganar la guerra, le extendí mi mano como cerrando un trato y le dije *"Pero apagas tu celular"* ella se rió, respondió al apretón de manos y se me quedó viendo fijamente como sabiendo que va ganar una buena apuesta.

Regresamos al trabajo platicando de situaciones personales, se reía a carcajadas de las cosas inusuales que le conté que me han pasado y yo deseaba que no hubiera ningún policía de tránsito para evitar la incomodidad de lo que pasó la otra vez en esa misma calle.

La semana terminó como cualquier semana en una oficina, con los ánimos más encendidos a medida que se acercaba el fin de semana. El viernes a la hora de salida, salió y se quedó esperando afuera, cuando salí me dijo *"¿Nos vamos?"*, inundado de extrañeza por no ver a nadie más que a ella, le dije que sí. En el camino hacia su carro le comenté que pensé que al igual que la otra vez, íbamos a salir en grupo y me dijo que no, que se sentía mejor que saliéramos solo los dos, pues con algunos no tiene mayor relación que la laboral y que conmigo se sentía más cómoda. Yo me sentí halagado por ese comentario y sin cuestionar lo que me decía, ya en el carro se dirigió hacia la zona uno. Sobre la séptima avenida y once calle de la zona uno empezó a buscar parqueo, pero dado que es una zona muy concurrida sobre todo los fines de semana, los parqueos estaban llenos. Durante esa búsqueda noté que había un lugar disponible pero en la calle, ella sin ningún problema me dijo que no importaba, que lo importante era parquearse porque quería tomar algo.

Me comentó que había un lugar frente a las cien puertas, que en realidad no era tan bueno, pero que ponían música, y sobre todo, había lugar para bailar; me comentó que ese lugar le parecía bien y casi sin ninguna respuesta alternativa le dije que estaba bien, que fuéramos a ese lugar. Al entrar, el lugar un poco oscuro, y con música electrónica a bastante volumen, como cualquier disco o bar nocturno. Nos sentamos y casi al instante le pregunté si quería tomar algo, ella contestó que generalmente no tomaba alcohol, pero que en ese momento se le antojaba una cuba libre. Cuando nos atendieron, le pedí la cuba libre y pedí un cubetazo de cerveza, pensando en que después se le podía antojar una.

El lugar se empezó a llenar y la pista de baile se empezó a llenar. Dado el volumen alto de la música era un poco complicado entablar una relación y por iniciativa de ella, cuando llevaba dos tragos de mi cerveza, me haló hacia la pista de baile. Yo recordando sus movimientos de la última vez, nada perezoso me dejé llevar. Nunca he sido bueno para el baile, pero afortunadamente la música electrónica no tiene estructura de ritmo definido, prácticamente cualquier movimiento parece aceptable. Luego de un par de minutos deseaba que la música cambiara a reguetón o lo que fuera que permitiera que ella rozara su redondo trasero en mis muslos, pues ese recuerdo de la última vez que bailamos era difícil de borrar, tomando en cuenta que vestía una falda sobre la rodilla, medias y tacones que hacían que su redondo trasero resaltara de su figura bastante femenina.

Como por arte de telepatía con el DJ, empezó a sonar *"Cuéntale"* de un tal Omar, música que aproveché para rozar su abundante cadera la máxima cantidad de veces pues ese trasero me tenía inquieto desde hace varios días. Afortunadamente ese tipo de música se prestaba para que se pusiera de espaldas a mí, y en repetidas ocasiones con movimientos provocativos, bajaba poco a poco inclinando su torso hacia adelante y su trasero rozaba con más fuerza y por más tiempo en mi entre pierna, haciendo que mi compañero de batallas se animara mucho más de lo que ya estaba solo con el incentivo imaginativo.

Así estuvimos bailando por varios minutos, la música cambiaba casi alternadamente como las veces que nos sentábamos para descansar y recobrar el aliento para el siguiente tipo de música, que variaba desde reguetón, salsa, cumbia, merengue, bachata, éste último lo bailé con menos ímpetu, pues siempre me ha costado llevar ese ritmo.

Sin darnos cuenta ya eran casi las 11:30 y sin olvidar el objetivo, que era cumplir el contrato que en el almuerzo de ese día habíamos cerrado con un apretón de manos, pensé que en varios mataderos solo dan 3 horas por ser fin de semana, pero después de las 12 la salida puede ser hasta las 8 del siguiente día. Luego de dos cubetazos y 3 cubas libres, levantando una ceja me vio y me dijo *"¿Y entonces?"*, yo como tratando de esconder mi ansiedad por hurgar bajo su ropa interior, le contesté que nos fuéramos, ella con una sonrisa contestó que sí y salimos del lugar.

Ya en el carro le comenté lo de los horarios de los mataderos y la posibilidad de amanecer y me dijo que no podía, que podía llegar tarde pero tenía que llegar. Yo le dije que ya que estaba casi en el camino que fuéramos a un bien comentado lugar a unas cuadras del trébol. Ella me tomó la palabra y con música en el carro, nos dirigimos al lugar. Llegamos, y luego del proceso relativo al ingreso, entramos a la habitación la cual era temática, tenía unos pilares estilo romano y con una cama con decoración antigua.

Ella entró al baño y yo con la fea maña de siempre tener música en el teléfono, lo saqué y puse lo primero que sonara, afortunadamente fue música bastante movida, me senté en la cama, y cuando ella salió se empezó a mover al compás de la música, cosa que me encantó de sobremanera y que a mi amigazo bajo el ombligo también, pues ya venía despierto luego de la sobadera en el baile. Se me acercó moviendo las caderas y poco a poco se empezó a quitar la camisa, botón por botón, me miraba y se seguía moviendo, le vi el sostén, era blanco con encaje, sujetando ese par de redondeces que deseaba tocar desde hace varios días. Se quitó por completo la blusa y al ritmo de la música se acercaba hacia mí, yo sentado en la cama esperaba cada vez más poder tocar ese cuerpo, esos pechos, esa cintura, ese trasero y todo lo que me encantaba de ella. Al llegar hacia mí, abriendo sus piernas, se sentó en las mías y me dio uno de los besos más sensuales que jamás me han dado, me tomaba de la cabeza mientras me besaba, yo le acariciaba la cintura, la espalda, pasando mis manos por debajo de su sostén, sin quitárselo y luego regresaba a sus caderas y a su trasero, intentando meter mis manos en el ajustado pantalón de tela que tenía hasta sentir su ropa interior, una tanga con dos hilos que unían las dos partes.

Luego de un par de minutos en esa posición, abrazándola le quité el sostén y bajando de su boca, al mentón, a su cuello y luego a su pecho, le acariciaba con los labios y la lengua ese par de senos tan hermosos y con los dientes fingía mordisquearle los pezones, que estaban lo bastante estimulados como para sentir su dureza en mi lengua. En esa posición, ella me quitó la camisa desabotonándola y luego de varios besos, empezó a bajar poco a poco desde el cuello, al pecho, del pecho al abdomen y ombligo hasta toparse con la hebilla

25

de mi cinturón, el cual desabrochó mientras me miraba y hacía una sonrisa picaresca. Lentamente me desabrochaba el cinturón, luego el pantalón y mucho más despacio, casi a la inversa de mis ansias, el cierre del pantalón, me seguía viendo y esa sonrisa no la podía dejar de ver, me encantaba saber lo que estaba a punto de suceder en un par de segundos.

Casi podía sentir cada diente del cierre del pantalón por lo despacio que lo hacía, era difícil resistir aquella desesperación por adelantar el tiempo para que hiciera lo que iba a hacer, pero ella se tomaba su tiempo. Luego de terminar con el cierre, me bajó el pantalón dejando notar el bulto que ya se marcaba en mi bóxer, acercó la boca lentamente y con los dientes tomó la orilla del bóxer y lo empezó a bajar lentamente, movimiento que me parecía mucho más lento que el del cierre, luego de ayudarse con las manos a bajarlo y dejar al descubierto mi miembro, sin usar las manos, pasó su mentón por la base de mi miembro ya bastante animado y poco a poco fue bajando hasta que su mentón pasó por mi glande, luego cerca de su labio inferior, yo en mi excitación casi podía sentir la humedad de su boca; cuando su boca estuvo justo al nivel de mi glande fue por demás excitante ver como abría la boca y con un movimiento un poco más rápido se introducía mi pene en su boca dejando sentir esa humedad que ya me estaba imaginando varios segundos antes.

Los movimientos de su boca llevaban casi el ritmo del sonido que emanaba de ella, ese sonido de humedad y succión que se escucha tan delicioso cuando se es partícipe de ese placer tan exquisito que es el sexo oral. De rodillas frente a mí, movía su cabeza de adelante hacia atrás, apoyándose en mi cadera y subiendo las manos de mis muslos a mi cadera, a mi abdomen, al pecho y nuevamente para abajo. Sacaba mi miembro de su boca, me miraba, sonreía, lo lamía, lo acariciaba con los labios y se lo introducía nuevamente dejando escuchar de nuevo ese compás de movimiento y sonidos que aumentan mucho más la excitación. Cuando notó que mis movimientos producto del placer que me estaba ofreciendo eran más notorios, se paró y me dijo, hoy si vas a tener el final feliz que te debía, pero va ser de otra forma. Terminando de decirlo, me terminó de quitar el pantalón y bóxer que aún estaban en mis tobillos, me haló hacia la cama y posicionándose sobre mí, cual jinete en su animal, se inclinó hacia mi dándome un beso, se apoyó sobre mis hombros y deslizándose hacia abajo sintiendo mi miembro en su entre pierna, se movía de manera que mi miembro se introdujera en su cavidad femenina que ya bastante humedecida me dejaba saborear.

Una vez que consiguió la penetración se empezó a mover de arriba hacia abajo, apoyándose en mi pecho y por momentos haciendo su cabeza hacia atrás, movimiento que me decía que estaba disfrutando de esa rica sensación tanto como yo. Luego de un par de minutos y de diminutos gemidos, se le empezaban a escapar gemidos cada vez más fuertes al tiempo que se hacia atrás y se apoyaba en mis piernas, dejándome ver como la penetraba mientras que se movía de adelante hacia atrás. Como por comunicación corporal, luego de varios minutos, se posicionó boca arriba en la cama y me haló hacia ella, posicionándome frente a ella, abrió las piernas y me dejó ver ese majestuoso y erótico paisaje de su cavidad femenina dispuesta a que yo la llenara con mi masculinidad. Empecé a penetrarla despacio y poco a poco para disfrutar de esa humedad que ambos teníamos, me recosté sobre ella y la penetraba cada vez más rápido, nuestros ombligos se rozaban y casi se podía sentir como se mezclaba su sudor con el mío al tiempo que los gemidos se le escapaban más fuertes mientras la penetraba una, otra, otra, otra y otra vez.

Cuando el ritmo de las embestidas bajó, aprovechó para levantarse, posicionarse de espaldas a mí y con manos y rodillas en la cama, me insinuaba con la mirada que la penetrara. Me acerqué a ella y luego de un par de besos en la espalda y cadera, la empecé a penetrar, con cada embestida de mezclaban los sonidos de mis muslos chocando con sus glúteos y de los gemidos que ella emitía, la tomaba de la cadera y la halaba hacia mí con movimientos un poco más bruscos, ella se movía, hacía chocar sus nalgas con mis glúteos, yo acariciaba fuerte su espalda, su cadera, las piernas al compás de las penetraciones, de sus gemidos y de los míos. Pocos minutos bastaron para que la intensidad aumentara, el ritmo se acelerara y ella sintiera el caudal de líquido saliendo de mí y entrando en ella, en ese momento sus gemidos no eran tan fuertes pero si más largos, se contorsionaba como intentando extraerme hasta la última gota.

Después de ese excitante final, le di un beso en la espalda y le susurré al oído *"Que final tan rico y feliz..."* ella con la voz aún agitada respondió *"deliciooooossooooo"*...

Luego de ese exquisito banquete de placeres, nos recostamos en la cama, yo ingeniándomelas para convencerla de que pasáramos ahí la noche y tener una segunda ronda de tan exquisito placer, pero ella insistía en que se tenía que ir porque la esperaban en casa. Yo resignándome, le dije que entonces en otra ocasión sería, ella contestó *"si, algún día..."* día que por el tono vi muy poco probable pero estaba satisfecho de lo que había sucedido minutos antes. Salimos del lugar, me pasó dejando a mi casa, y nos despedimos dejando entre líneas una posible segunda ronda.

En el recreo

Faltaban casi 2 meses para graduarnos de diversificado, muchos ya aburridos de tener que ir a clases y otros con las expectativas que traería ir a la universidad. Algunos y en éstos me incluyo yo, pensando en hacer alguna travesurilla para trascender o por lo menos para recordar más gratamente los momentos del instituto, como hacerle una broma pesada a un profesor, al director, reventarle los labios a quien siempre me cayó mal, robarle un beso a la chava más chula enfrente de todos o tronarle el trasero a la maestra más buena del instituto, pero esto último era muy poco probable, sobre todo por el poco tiempo que faltaba de instituto y pues la seducción a alguien que representa autoridad lleva su tiempo.

En aquella época las opciones eran muchas, pero la limitante de una relación oficial con mi novia era bastante grande, aunque varias muy lejos de llegarse a realizar, no dejaban dar vueltas por mi cabeza en forma de fantasía.

Cierto día, como cualquier otro, al salir al recreo, fui con mi novia a la tienda a comprar algo para refaccionar, luego nos sentamos en unas gradas y ahí platicamos mientras refaccionábamos, con ella me llevaba bien, era delgada, de carita redonda, pelo cortito y ojos grandes, no estaba muy dotada casi de ningún lugar, pero para mí, su forma de ser compensaba todo lo que físicamente le faltaba. Estábamos sentados platicando, mientras todo mundo en lo suyo, unos jugando, otros corriendo, sentados, hablando, riéndose, como cualquier recreo en un instituto público.

La tomé de la mano y la halé hacia mí, caminamos abrazados, platicando y tratando de disfrutar esa media hora que teníamos de recreo. Caminamos por varios lugares hasta una de las esquinas del patio, esquina que estaba un poco escondida, pues ese era el callejón donde doña Luva, la señora de la limpieza guardaba sus herramientas de trabajo. Al llegar a la esquina, halé a mi novia hacia una parte poco visible del patio central y la empecé a besar, al principio con ternura, pero con el paso de los segundos, esa ternura se iba convirtiendo en pasión, poco a poco mis manos se empezaron a sentir libres de tocar sobre la blusa sus pequeños pechos y con la agilidad de situaciones parecidas anteriores, le quité los dos botones superiores de la camisa, introducía mi mano en su blusa y sentí su piel blanda, tersa y fina, mis dedos como dedos en la oscuridad buscando un interruptor, buscaban sus pezones que a esas alturas tenían cierta rigidez que me excitaba poder mordisquear, pero para mí infortunio, ese no era el lugar adecuado.

Ella me besaba con la misma intensidad, tocándome los brazos, el cuello, el pecho, la espalda y yo, una vez explorado el área superior, empecé a bajar buscando hurgar bajo su falda, objetivo cumplido al momento de tocar sus piernas y mientras subía lentamente buscando sus glúteos. Estaba por llegar a sus glúteos, cuando el ruido de una vieja canaleta tirada a un lado de la pared, impulsada por un paso en falso del director anunció su llegada, inmediatamente la solté y me alejé un par de centímetros, pero su mano haciendo las funciones de los botones que hacía un par de minutos había quitado nos delataron. El director se nos quedó viendo y dijo *"A mi oficina."* A diferencia de mí, ella no era de las chicas que daban problema, así que se asustó un poco, yo con cierta experiencia al respecto, traté de calmarla explicándole cual iba ser el proceso, una charla, un par de advertencias y cada quien a su salón de clase.

Efectivamente estaba en lo correcto. Caminamos hacia su oficina al momento que sonaba el timbre que anunciaba la finalización del recreo. Como en cualquier instituto, nos dio la típica charla de embarazos no deseados, niños abandonados, padres irresponsables, sueños que se truncan por tener hijos, ese tipo de cosas. Me gustó que más que dirigirse a mí, se dirigía a ella, como si yo ya no tuviera arreglo, pero ella como generalmente estaba tranquila, daba la impresión que era yo quien la estaba *"perdiendo"*, pero siendo mi novia desde hace poco más de un año, obviamente sabía cosas de ella y que había hecho con ella, que el director no tenía ni idea. Ella un poco avergonzada y cabizbaja, pues las cosas que habíamos hecho, era entre nosotros y no nos habían agarrado en infraganti antes.

Luego de la plática, nos dio dos pases de dirección, pases que servían para que los profesores en los salones supieran que estábamos en la dirección y no vagando en el instituto cuando llegáramos tarde al salón. Al revisar el pase, noté que no tenía fecha ni hora, simplemente un párrafo y la firma del director. Esa falta de hora, en mi cabeza, rápidamente se convirtió en un *"Podemos llegar más tarde"* pues no se iban a enterar cuanto tiempo estuvimos en la dirección. Al salir de la dirección caminamos despacio, yo riéndome por la gracia de la situación y ella al verme también se rió y caminamos despacio hacia los salones de clase.

Al notar que para llegar al salón íbamos a pasar cerca del callejón donde minutos antes casi nos atrapan con las manos en la piel, se me ocurrió hacer la última travesura del instituto y usando mi fantasía como base, cambiando a la profesora más buena, por mi novia, que no era igual, pero la quería bastante y siempre me había gustado como se movía en la cama, en el sillón, en la toalla y en los diferentes objetos que nos habían servido de colchón en ocasiones anteriores, así que la halé hacia ese callejoncito, ella se me quedó viendo y desconcertada preguntaba a qué era lo que yo hacía, yo riéndome no le contesté y la seguía guiando. Afortunadamente la bodega de la limpieza estaba abierta y entramos ahí. Dadas las condiciones de un instituto público, esa bodega no tenía chapa, solo una cerradura para candado que se podía cerrar desde dentro y desde fuera.

En ese momento ignoré el hecho de pensar para que serviría una cerradura interna en una bodega y al entrar, cerré la puerta, la presioné contra la misma puerta la empecé a besar ella al inicio desconcertada, pero un par de segundos después la idea también le empezó a gustar, así que parecía que decidió seguir lo que interrumpió el director con su torpe caminar. Me tomaba del pelo, del cuello, me halaba hacia ella y me acariciaba el antebrazo, que para ese momento ya estaba inspeccionando su ropa interior inferior. Se sentía una tanguita delgada, y flexible, era flexible, porque no opuso ninguna resistencia a que mi mano se metiera debajo de ella para sentir y tocar su trasero tan deseado desde hace varios minutos. Poco a poco pasé mi mano de atrás hacia adelante hasta sentir sus ya húmedos labios y tomando en cuenta que no tenía mucho tiempo, empecé a besarla con más intensidad, otra vez mi mano derecha hizo su trabajo desabrochando los botones de la camisa, pero ésta vez, fueron todos, dejando al descubierto su sostén blanco pequeños pero ajustados y bastante atractivos. La besaba de los labios, a las mejillas, el cuello, subía por su oreja, sabiendo que el sonido de mi respiración la excitaba aún más, bajaba de nuevo al cuello, al pecho y bajado el sostén empecé a lamer esos pequeños pero exquisitos senos de diecisiete añera, besándolos y haciendo un perfecto trío entre labios pezón y lengua.

Ella se movía y se contorsionaba por la excitación, metí mi mano en sus labios inferiores y con un dedo suavemente mientras la besaba, lo introducía con delicadeza en su cavidad femenina o su gatito, como cariñosamente le llamaba. Le besaba los pezones al mismo tiempo que mis dedos hacían su trabajo en sus labios. Al sentirse lo suficientemente excitada, se bajó el calzoncito, se dio vuelta, me ofreció en bandeja de plata esa colita, me tomó de la mano y me haló hacia ella, y pues yo ya bastante excitado terminé de bajarme el pantalón y lo demás, siendo lo más discreto posible me puse un condón, pues ese instante a veces le resta excitación al momento. Una vez preparado, me agaché tomando mi miembro y pasándolo en su cavidad como buscando la puerta de entrada a los placeres más exquisitos de su suave cuerpo. Ella estaba tan excitada que era ella que haciendo diminutos sentones, buscaba mi miembro con su colita hasta que por fin lo encontró y fue riquísimo sentir como mi miembro se deslizaba entre su cavidad femenina.

La tomé por la cadera al tiempo que me movía de adelante hacia atrás, haciendo un perfecto vaivén entre mis muslos y sus delgados glúteos, me encanta ese sonido que emite la humedad de dos cuerpos chocando, pero dada la situación trataba de no hacerlo pues como dice la canción, los pujidos nos pueden delatar. Ella se tomaba del pelo, se apoyaba en mi mano, mientras yo la seguía penetrando una, otra, otra y otra vez, sus gemidos eran muy suaves, imagino que los intentaba evitar, pues en otras ocasiones eran más fuertes, lo que no podía evitar era mantener una respiración tranquila, pues se escuchaba agitada, casi al compás de cada penetración. Afortunadamente a la par de nosotros había una silla, la abracé mientras mi pene seguía dentro de ella, la tomé de la cintura la giré hacia la silla para que se apoyara y la seguí penetrando intentando una posición de perrito, pero parados. Ella se movía, se retorcía y se escuchaba casi solo su respiración y un poco los rechinidos de la silla que soportaba el peso de ella en sus espaldas.

Los movimientos se hacían más rápidos y se me hacía más difícil evitar el sonido del choque de su cuerpo con el mío y pues aparte de que se escuchaba delicioso, la rapidez con la que lo hacía me dificultaba evitar el sonido y calcular la penetración hasta antes de que los cuerpos chocaran. En ese momento me hubiera encantado un colchón y lo que fuera para acostarla y seguir penetrándola estando yo sobre ella y ella boca abajo, pues esa posición me encantaba y como era flaquita, era muy excitante sentir sus nalgas en mis muslos y tomarla de los hombros o los brazos. La halé hacia mí, tocando su espalda con mi pecho y besándole el cuello y las orejas le tocaba los senos ya húmedos por el sudor. Cuando la penetración se hacía más intensa, era ella quien inclinada contra mí, hacía chocar sus glúteos con mis muslos y me tomaba de las manos para acariciarle la cintura y la espalda, la penetración se hacía más rápida y ella sabía que faltaba poco para que terminara. Cuando sintió que la tomé por la cintura más fuerte supo que era el momento y tratando de chocar más su trasero hacia mí, se le escaparon unos gemidos más fuertes de lo normal, yo halándola por la cintura hacia mí, descargué la masculinidad que tenía guardada para ella y ella se seguía moviendo haciendo presión de su trasero con mi miembro y con esa mezcla de sus gemidos con los míos tan deliciosos que casi gritan "¡Demonios! ¡Qué rico!".

Ya de regreso de ese viaje tan placentero, nos vestimos, salimos de la bodega, un poco preocupados, pues no nos importó el tiempo y salimos despacio viendo que nadie nos viera. Al entrar a los salones con los respectivos pases, nos dimos cuenta que nos tardamos casi el período completo que sigue después del recreo.

Al final no pude cumplir mi fantasía de tronarme a la profesora más buena, ni hacerle una broma pesada al director, ni robarle un beso a la más bonita, pero me quedé con la satisfacción de que tuve una placentera sesión de sexo con mi novia a la hora de clase en el instituto.

Una Cerveza sin alcohol

"¡Ahí está! ¡El tiburón!, ¡Ahí está! ¡El tiburón!, se la llevó el tiburón, el tiburón..." Sonaba en la alarma de mi celular aquel viernes por la mañana, tengo la extraña costumbre de escuchar canciones que me gustaron hace muchos años y que ahora ya nadie recuerda. Esa canción la puse intencionalmente como despertador, porque tenía la intención de salir de fiesta esa noche tomando como excusa el cumpleaños de Mario, un compañero de trabajo que no me caía muy bien, pero a Alejandra si, y como ella era mi "mejor amiga" del trabajo, pues tenía que aguantar al egocéntrico ese pues no había de otra.

Alejandra, a quien carimañosamente yo le llamaba Ale, era la clásica chica extrovertida del grupo, siempre me han llamado la atención ese tipo de chicas, pero dado el tiempo que llevaba de conocerla, sabía que no podía esperar mucho con ella, pues su tipo de vida "liberal" era poco llamativo para alguien que en aquel momento buscaba una relación estable. Físicamente era de cara alargada, pelo liso tirando a ondulado, castaño oscuro, usaba lentes, a veces con aros de distintos colores, tenía un trasero poco llamativo pero que se compensaba con sus senos bastante llamativos, en realidad no eran tan grandes, pero si lo suficientemente horizontales como para llamar la atención de cualquier heterosexual y de más de algún homosexual por cuestiones de envidia.

Luego de la rutina diaria antes del trabajo, aseo personal, agenda, cosas importantes, maletín y si daba tiempo algo para desayunar, salí hacia el trabajo topándome con la rutina de siempre, buses, gente corriendo, cubriendo con sudor mañanero el perfume y la ducha recién dada, gente en su carro desesperada porque va tarde al trabajo y bocinándole al de adelante quien revisa sus papeles y no ha notado que el semáforo ya está en verde, la rutina de la mañana en una ciudad tan linda como injusta, en fin, solamente siendo una persona más entre todas las que corren.

Al llegar a la oficina seguía tarareando aquel viejo éxito noventero y mientras me preparaba para iniciar labores, Ale y los demás empezaron a comentar los planes para esa noche. Que si baile, que si pizza, que si tragos, que si fiesta privada, que si en la casa de fulano, que si en el carro de sultano, que si se llevaban a mengano, que no se llevaban a perencejo, un chirmol de opiniones y desacuerdos que es de imaginarse. El festejo por el tal Mario no me llamaba mucho la atención, era solo la gana de salir un viernes por la noche a bailar y alocarse un poco, sin ninguna expectativa de nada, pues con la Ale teníamos nuestra historia, pero todo quedó en una noche de copas que solo queda en el recuerdo, sobre todo en el mío.

Al final la decisión fue ir a la zona 9 y pues cada quien empezó a hacer sus grupitos, en realidad el tal Mario casi solo le caía bien a las chavas, motivo por el cual era cuestionada su orientación sexual, el caso es que íbamos como 12, y la mayoría de hombres iban por ver si sacaban algo, con las amigas de Mario, yo sin un objetivo claro, simplemente me iba a divertir. Al llegar al lugar mi sorpresa fue que eligieron un lugar cerca de unos bebederos famosos cerca de la 14 calle, y más sorprendido aun cuando noté que era un lugar con música suave, tranquilo, con más pinta de café de antaño, cosa que asesinó cruelmente mis ganas de bailar y pasarla bien, pues el lugar se miraba bastante aburrido. Hasta ese momento la canción pegadiza de proyecto uno se desvanecía y en su lugar estaba un rústico y horrible intento de Balada de RBD.

Decidido a que la noche iba ser una decepción, pedí una cuba libre e intenté adherirme al grupo lo suficiente para intentar aprovechar lo poco rescatable pero lo menos posible para no ser el aburrido del grupo.

Luego de hora y media en el lugar y tres cubas libres, ya estaba totalmente resignado a que la fiesta que imaginé al levantarme esa mañana iba terminar siendo todo lo contrario. Todo cambió cuando varios compañeros usando sus habilidades seductoras se perdieron con otras compañeras, dejándonos a Ale, su mejor amiga, Mario y a mí con una horrible envidia de haberme perdido viendo lencería femenina cuando fue la repartición de esas habilidades seductoras intra coitales de los demás. Al dejarnos a los cuatro, pensando en que precisamente todo iba acabar ahí, decidí aprovechar el poco tiempo que tenía y después de ir al baño, pasé a la barra ordenando una cerveza Baltika 9, porque tiene más alcohol. En eso estaba, cuando la vi. Lo recuerdo casi en cámara lenta, pelo castaño rojizo ondulado, labios de fuego, ojos negros, tez clara, pantalón de lona azul ajustado, blusa de hombros descubiertos, tacones semi altos, estaba llenita, pero tenía un no sé qué, que invitaba a admirarla más de una vez. Seguía observándola cuando vi a Ale acercándose a ella y saludarla, sin pensarlo más de una vez, me acerqué a ellas y cuando Ale me vio venir, me la presentó "Te presento a Rosy, compañera del colegio, Rosy, un compañero del trabajo.". Yo la saludé e intenté hacer conversación sin percatarme de que Ale ni siquiera me presentó por mi nombre.

Luego de mi fallido intento de conversación, me fui derrotado hacia la mesa nuevamente y Ale se quedó con Rosy platicando por largo rato. Luego de que el mesero me llevara la cerveza que había dejado por conocer a la pelirojicastaña, Ale se fue a sentar a la mesa y tratando de ocultar mi interés, le pregunté por Rosy, contestó que venía con unos amigos y que no se sentía bien, pues recientemente había tenido una decepción amorosa, para resumir, líos de pantalones.

Seguimos platicando y aguantando el fuerte sabor de la Baltika 9, sabor que resistía debido a las ganas de embriagarme. Luego de aproximadamente 15 minutos, se acercaron a nuestra mesa Rosy y sus amigos, se despidieron entre ellos, y ¡Oh sorpresa! Ella se sentó en nuestra mesa. Cuando se acercó el mesero, yo pedí otra cerveza, Ale pidió un mojito cubano y Rosy una cerveza sin alcohol. Estaba emocionado de que Rosy se sentara en nuestra mesa que ni siquiera cuestioné las razones por las que alguien pediría cerveza sin alcohol. Luego de varios minutos de ver a Rosy platicando con Ale sin tener oportunidad de introducirme en la plática, pude hacerlo cuando necesitaron opinión masculina de algunas actitudes estereotipadas de todos los hombres. Y si, el tema era ese, las mentiras. Entre varios argumentos mi argumento más contundente y memorable, aparte de robado a Dr. House, fue: Las mujeres son auditivas y los hombres son visuales, por eso las mujeres se pintan y los hombres mienten. Ale y Rosy se miraban entre sí, sin pronunciar palabras por un par de segundos, pues por sí misma, la frase es bastante cierta. Seguimos platicando luego de mi entrada a la conversación y se hablaba de amores, desamores, siempre en términos generales, pues Rosy prácticamente no me conocía y no podía ser tan específica, conversación que se fue personalizando y especificando cuando sonó el teléfono de Ale y salió a hablar, pues me quedé platicando con Rosy, mientras que los demás de la mesa también andaban en su rollo.

Luego de varios minutos platicando y con las cervezas aumentando, Rosy se puso más sensible, cosa que me extrañó, ya que sus cervezas eran sin alcohol, pero supongo que de tanto recordar se estaba poniendo ebria de sentimiento. Cuando la música en el lugar estaba más tropical, invité a Rosy a bailar, quien sin ningún reparo acepto inmediatamente. Bailamos por varios minutos, mientras esperaba y deseaba música más relajada para bailar pegado. Durante el baile ya la conversación era más personal entre ella y yo, más que la situación sentimental que atravesaba en ese momento. En varias ocasiones nos mirábamos fijamente sin pronunciar palabras, era una especie de atracción mutua que me llamó poderosamente la atención, pues no me había pasado algo así antes. Nos sentamos en la mesa nuevamente con Ale y la plática ya mucho más amena y relajada, como si Rosy no tuviera absolutamente nada. La interacción entre ella y yo cada vez mejoraba. Salí unos minutos para fumar, y estando afuera, Rosy me acompañó, le pregunté si fumaba y me dijo que si, le di un cigarro y seguimos platicando y bromeando. Como yo había empezado a fumar antes, me terminé el cigarro antes que ella y entré solo a traer mi cerveza, volví a salir para estar con ella. Yo me recosté en una pared y seguíamos platicando, con una cerveza en la mano, y en la otra unas ganas enormes de tomarla por la cintura, pero pensé que no iba ser tan fácil, el alcohol y lo mucho que me atraía me hicieron animarme y la tomé de la cintura, la halé hacia mí y le di un beso suave de esos que duran tres segundos. Ella no dijo absolutamente nada, pero me quitó la cerveza, le pegó dos tragos y luego me besó, pero esta vez con bastante pasión, como si fuera un ex novio del que siempre estuvo enamorada y que volvía a ver. Dejé la cerveza en la pestaña de una ventana y ya con las dos manos libres la tomé por la cintura y luego del rostro, acariciando con mi dedo

37

pulgar su mejilla y pómulos. Luego un par de minutos besándonos con más pasión, vio hacia adentro sobre mi hombro izquierdo y cuando vio que todos estaban adentro pasándola bien. Me tomó de la mano y me guió hasta su carro.

Una vez en el carro, seguimos la pasión que dejamos pausada en el lapso de llegada hacia el carro, la besaba, bajaba a su cuello, a sus pechos aún cubiertos por la blusa, que permitía besar más un pecho que el otro, pues la blusa era de un hombro destapado. Poco a poco le quité la blusa, dejando caer su pelo ondulado en sus pechos, ella me besaba y cada vez que me acercaba con mis labios a sus pechos, rosando casi los pezones, se le escapaban algunos gemidos, eso me excitó lo suficiente para quitarle todo lo que traía sobre la cintura y dejarle solo ese pantalón azul ajustado. Le besaba los pezones, con la lengua jugueteaba con ellos, mientras deslizaba una mano desde su mejilla, barbilla, cuello, hombros y espalda, hasta tocarle sobre el pantalón ajustado ese trasero que durante el baile me tenía loco. Ella me quitó la camisa a cuadros que tenía, mientras me tocaba los hombros, los brazos, el pecho y poco a poco bajó hasta que una hebilla la detuvo, con bastante agilidad y con una mano me quitó el cincho y desabrochó el pantalón, mientras me besaba y con la otra mano me tomaba por la cabeza. La incomodidad de la parte de atrás del carro hizo que le ayudara a quitarme el pantalón mientras con su pierna me acariciaba la entrepierna. Yo le desabroché el pantalón, y como ella estaba sobre mí, fue un poco más fácil quitárselo y dejar ver esa tanguita blanca que contrastaba con la oscuridad del carro. Seguimos besándonos y acariciándonos y ella me bajó el bóxer lo suficiente para que tuviera la libertad de tocarme el miembro ya bastante animado. Sentí la calidez de su mano y ella la humedad que yo ya tenía, posicionó su entre pierna en la mía, con una mano se hizo a un lado la tanga y con la otra dirigía mi miembro hacia su cavidad femenina también ya bastante húmeda.

Ese primer contacto fue delicioso, pues chocaron nuestras humedades dejando sentir esa deliciosa sensación mientras mi miembro irrumpía en su cavidad, momento en el que se le escapaba un "diooos!" y a mí un "Mmmmmhhh", al sentir esa calidez estando dentro de ella. Se comenzó a mover de adelante hacia atrás, mientras yo la tomaba por la cintura, cada movimiento hacia adelante era una penetración con un "Mmmmhhhh" de mi parte incluido, pues en realidad se movía muy rico y me tomaba de los hombros, de la cabeza y del sillón donde yo estaba. Poco a poco los movimientos se hacían más rápidos y los gemidos de ella más fuertes, a mí me excitaba la sensación de que nos pudieran capturar infraganti, pues sus gemidos en ocasiones eran lo suficientemente fuertes como para ser escuchados por alguien que pasara cerca.

Empezamos a sudar y nuestros jugos se mezclaban con nuestro sudor, ella me tomaba de los hombros, me abrazaba, cerraba los ojos, al tiempo que se movía de adelante para atrás, en círculos, una, otra y otra vez. Yo tomándola por la cintura y con lenguaje corporal le di a entender que se volteara, lo hizo y siempre tomándola de la cintura, la halaba y empujaba hacia adelante y atrás, ésta vez la penetración era cuando ella de espaldas se acercaba a mí. Ella movía la cabeza y por el retrovisor veía que tenía cerrados los ojos, y cada vez que la tomaba fuerte de la cintura y la penetraba más fuerte, abría la boca y se acariciaba los labios con la lengua. Era delicioso sentir sus glúteos sobre mí, y esa fina espalda que se perdía en su ondulado cabello. Por varios minutos estuvimos en esa deliciosa posición, pero como que su preferida era la anterior, porque se dio vuelta y regresamos a la otra, frente a frente sentada sobre mí. Se empezó a mover más rápido, ésta vez combinando movimientos de adelante hacia atrás y de arriba hacia abajo. Cuando se movía de arriba hacia abajo se escuchaba ese "splash" de dos cuerpos húmedos chocando, sonido que me excitaba de sobre manera. Ella ya bastante excitada y dejando salir libremente los gemidos me preguntaba "¿Papito, te gusta?" Yo respondía con un "Mnnnhhh que rico" y la tomaba más fuerte de la cintura, le tomaba con más fuerza esos glúteos y los halaba hacia mí. Ella notó que cada vez que me hablaba yo la penetraba con más fuerza y se me escapaban gemidos, preguntaba "¿Te gusta así? ¿Te gusto? ¿Te lo hago rico?" Yo respondía con gemidos cada vez más fuertes y seguidos, pues la tomaba con fuerza por la cintura mientras con la lengua le besaba los pechos y jugueteaba con sus pezones. Ella gemía cada vez más rápido y se movía de arriba hacia abajo, se escuchaba más el sonido de la humedad de nuestros cuerpos chocando, la abracé fuerte, la penetraba fuerte, los dos gemíamos de placer, cada vez más rico y movimientos más rápidos hasta que no aguante y expulsé ese líquido cálido estando dentro de ella con un gemido más largo. Ella dejó salir varios gemidos más largos que los anteriores y dándome un beso me dijo "Mmmhhh deliciosooooo". Estuvimos desnudos por un par de minutos más casi sin percatarnos que probablemente afuera nos estaban esperando.

Nos vestimos, salimos estuvimos afuera un rato para no llegar acalorados y no mencionamos absolutamente nada de lo sucedido. Al entrar Ale se me quedó viendo con una mirada y risa picaresca pero no comentó absolutamente nada. Seguimos platicando como si nada hubiera pasado, luego de varios minutos y una cerveza más, nos despedimos todos, cada quien se fue y yo me quedé con ganas de ver de nuevo a la chica de labios de fuego que hasta hoy no he vuelto a ver.

En la oscuridad

"Nos vamos a la pausa y regresamos...", repetía la conductora de un programa de juegos en el que el objetivo principal era hacerle publicidad a los patrocinadores. Lo llamativo eran las cinco chicas operadas voluptuosas y extranjeras tipo modelos que bailaban al tum tum del reguetón que se escuchaba de fondo, chicas que eran la razón por la cual veía ese programa publicitario, pues sus cortísimas faldas y ropa ajustada raramente pasaban desapercibida para la mayoría de hombres heterosexuales que las veían.

Ese programa era transmitido en aquella época aproximadamente a las 5 de la tarde. Esperaba que terminaran los anuncios para seguir viendo a los voluptuosos implantes de las chicas, cuando sonó mi teléfono, al contestar, era Laura, amiga de mi hermana, quién preguntó por ella diciéndome que estaba a una cuadra de la casa, y como en ese momento estaba solo, le dije que no estaba ella, pero que si gustaba esperarla con mucho gusto bajaba a abrirle, pues vivíamos en un segundo nivel. Ella contestó que sí y bajé a abrirle la puerta.

Le dije que si había hablado con mi hermana que seguramente no iba tardar en llegar. La hice pasar nos sentamos en la sala, le ofrecí un vaso de agua o un café y por el frío, prefirió café así que lo preparé. Al darse cuenta del programa que estaba viendo, me dijo que las chicas bailaban bien y que eran bonitas, a lo que yo respondí "Si, son bonitas, porque son extranjeras", yo me reí y ella también y me dijo "¿Y porque ese desprecio hacia lo nacional?", yo contesté que las malas experiencias lo marcan a uno de por vida, que yo nunca olvidaba sino me dejaba de importar. Así seguimos platicando y yo siempre insistiendo en que las culpables de las relaciones fallidas son las mujeres, yo sé que no es así, generalmente, pero ese tipo de plática en otras ocasiones me ha funcionado cuando he intentado hurgar bajo la ropa interior de alguna chica.

En esa platica estábamos cuando mi hermana llamó y dijo que se iba tardar mucho más por un inconveniente que había tenido en el trabajo, Laura dijo que no había problema, que la esperaba. En ese momento no pasó por mi cabeza siquiera pensar que podía pasar algo entre Laura y yo, quien de cara y trasero no es muy agraciada, pero tiene unos senos como melones que sobresalían del resto de su figura femenina. Seguimos platicando y al dar las siete y centavos, le dije que si se quedaría más tiempo para tomarla en cuenta para la cena, la cual iba empezar a preparar, ella contestó que sí, que hasta que mi hermana llegara, y me dijo, "¿Qué hacemos?" yo me le quedé viendo con una cara maliciosa esperando que la notara y le contesté "¿Pero, y si nos cachan?" ella se rió y me dijo con tono de cómplice "¡No, Yo digo para cenar!" y le contesté "Ahhhh, dije yo, que aventada me saliste jajá" ella se rió agachando la cabeza y viéndome girando la cabeza de un lado a otro, como negando mi actitud, pero siempre con esa sonrisa picaresca.

Como buen chapín, tenía los elementos necesarios para una clásica cena, así que fui a la refrigeradora, saqué huevos, frijol, plátanos, crema y empezamos a preparar todo. Mientras cocinábamos me preguntó a que me refería con las "malas experiencias" que había mencionado y con un tono un poco más serio le comenté lo que había pasado, mi ex novia me había engañado con su ex novio y que como cosa rara, me había enterado por las redes sociales, situación que me había afectado bastante emocionalmente porque cuando tengo una relación, la tengo en serio y pongo bastante de mi parte para que funcione, siempre y cuando exista un sentimiento fuerte. Me abrí bastante emocionalmente mientras le contaba todo y ella bastante atenta escuchando cada palabra que yo decía, al punto de preguntarme sobre detalles que yo trataba de obviar dado el tipo de situación. Una vez terminamos de preparar todo, llamamos a mi hermana para saber qué tanto más se tardaría y dijo que aún estaba verde con ese inconveniente y que la esperáramos un poco más. Tomando en cuenta que acabábamos de preparar todo, decidimos cenar dada la incertidumbre del tiempo de llegada de mi hermana.

Durante la cena ya me sentía con más confianza hacia ella, pero no quería contar más de esas experiencias que aunque estaban superadas, el recordar siempre tiene efectos secundarios así que le empecé a preguntar sobre su vida sentimental y respondió a la confianza que le empecé a tomar y también me empezó a contar cosas que según ella era información que no comentaba regularmente con nadie. Luego de terminar de cenar y de que me contara los pormenores de sus fallidas relaciones anteriores, le sugerí que viéramos una película, ella dijo que estaba bien y conociéndola un poco más, escogí una de drama llamada "A Little bit of heaven", tomando en cuenta que ese tipo de películas no son de mis preferidas, pero esa particularmente me había gustado.

Caminamos a la sala, puse la película y nos sentamos a verla. Luego de varios minutos viendo la película y en la parte específica donde los protagonistas caminan en la noche y él le pregunta "¿De qué tienes miedo?" y ella responde "Tengo miedo de que la noche se vaya y no me beses…" luego de ese preciso momento, volteé a verla, ella estaba atenta a lo que pasaba y despacio y lentamente puse mi mano sobre la suya, ella al sentir mi mano solo me volteó a ver y respondió extendiendo la suya para que mis dedos se entrelazaran con los suyos, luego de su reacción me relajé un poco más y empecé a acariciarle suavemente sus dedos, con los míos, ella respondió la caricia, y volteando lentamente, dirigí mi otra mano hacia su mejilla, me acerqué a ella y le di un tierno beso que duró como cuatro segundos. Al abrir los ojos luego de ese beso, le vi la cara tenía una sonrisa bastante tierna, así que le di otro un poco más largo al mismo tiempo que hacía un poco de presión en su mano con la mía. Ella respondió tomándome de la parte posterior de la cabeza halándome hacia ella, dándonos un beso mucho más intenso. Luego de varios besos con mucha más pasión, le empecé a acariciar la mano, y poco a poco me pasé de la mano a la pierna y lentamente hacia arriba, ella respondió poniendo su mano sobre la mía como guiando su recorrido y yo esperando que no lo detuviera. Cuando los besos eran apasionados y mi mano estaba llegando a su entrepierna, ella me tomó la mano que casi llegaba a la gloria y yo creyendo que ahí quedaba todo, se levantó halándome de la mano y me preguntó "¿Cuál es tu cuarto?" yo con una sonrisa de victoria le señalé cual y caminó hacia él llevándome de la mano.

Entramos, divisó la cama, cerró la puerta, me hizo un gesto como dándome a entender que me dirigiera a la cama, se quitó la chumpa y apagó la luz. La poca luz que entraba era la de la calle, pero

43

únicamente me dejaba ver su silueta. Se dirigió hacia mí, me empezó a besar y yo le di la libertad a mis manos para que hurgaran donde más les pareciera, la tomaba por las piernas, trasero, caderas, espalda, brazos y nuevamente cadera, como yo estaba sentado y ella agachada hacia mí, me daba libertad de tocarle las piernas y cadera a mis anchas, aunque sus senos, lo que más me gustaba, aún estaba por descubrirlos. Me quitó la playera, y yo hice lo mismo con su blusa, una vez sin blusa, se sentó en mis piernas mientras me besaba y eso me dio oportunidad de tocarle la espalda y trasero, que ya para esas alturas era bastante excitante, en esa posición me quedaba perfectamente quitarle el sostén para dejar libre a las dos amigas bastante atractivas con las que fue dotada. Una vez que lo hice, con una mano le empecé a acariciar los senos, caricia que aumentó mi excitación pues los tenía grandes y en su lugar. Ella sin dejar de besarme, me empezó a desabrochar el pantalón y una vez que lo consiguió, se paró, y me lo bajó con todo y bóxer, sintiendo en su cadera mi miembro bastante emocionado. Ella me acostó en la cama y besándome desde los labios hasta el cuello, el pecho y cerca del ombligo pensé que me iba hacer un riquísimo oral, pero en lugar de eso, siguió jugando con sus labios en todo el área circundante de mi pene sin llegar a tocarlo, solo roces que casi me hacían pedirle que se lo introdujera, pero decidí no decir nada.

Ella siguió con las caricias con sus labios, pero empezó a subir poco a poco hasta llegar a mis labios nuevamente, en esa posición, le desabroché el pantalón y con una mezcla de maromas entre manos y pies, se lo bajé hasta los tobillos, ella hizo su parte y se lo terminó de quitar. Tenía una tanguita que hasta hoy sigo asegurando era blanca, porque contrastaba bastante pero dada la poca luz no estoy completamente seguro. Ella se balanceaba sobre mí, rozando mi miembro con su entrepierna aún con la tanga puesta, siguió así por varios minutos hasta que al sentir la humedad de su entre pierna, hizo a un lado la tanga, se sentó sobre mí y lentamente se balanceaba buscando que la penetrara, y cuando lo consiguió esa sensación de calidez de su cavidad femenina era tan deliciosa y exquisita, y más porque al penetrarla se le escapó un "Mmmmmmm" un tanto extenso que aumentó mi excitación.

Ella se balanceaba de adelante hacia atrás, haciéndose escuchar ese sonido característico de la humedad de su entrepierna con la mía, escuchaba muy bien sus gemidos, pero no podía ver sus gestos, únicamente una silueta femenina con unos senos grandes que se movían al compás del vaivén de sus movimientos casi sincronizados son sus gemidos. Ella se apoyaba en mi pecho y yo le acariciaba esos hermosos senos con las manos y cada vez que lo hacía ella se movía más rápido y en cada penetración un gemido excitante. Así estuvo por varios minutos, luego simplemente giró ciento ochenta grados sobre ella misma y apoyándose en mis piernas se balanceaba de adelante hacia atrás, haciendo cada penetración más intensa, yo deseaba tener luz para poder apreciar el trasero que tenía, que aunque normalmente no era su atractivo, en esa posición seguramente hubiera sido excitante ver sus redondeces de arriba hacia abajo y de adelante hacia atrás mientras mi miembro se introduce una, otra y otra vez en su cavidad femenina. Yo sentía como por momentos se levantaba como en la posición de la vela y se seguía moviendo de arriba hacia abajo, lo cual me dejaba a merced esas caderas que en esa posición se marcaban muy bien con su redondo trasero así que la tomé fuerte por la cadera y subía y bajaba su cuerpo para que con cada penetración chocase con el mío, esa posición era exquisita, yo podía acariciar sus caderas, glúteos y piernas mientras ella seguía moviéndose de adelante hacia atrás dejando escuchar ese riquísimo sonido de humedad con cada penetración.

Luego de varios minutos en esa posición quise tomar el control y la tomé por la cadera, la hale hacia mi derecha y ella entendió que yo quería que se acostara en la cama, le tomé cada pierna con cada mano y buscando con mi pene su cueva de pecados, me balanceé sobre ella hasta encontrarla en la oscuridad, una vez que lo conseguí, comencé a penetrarla una, otra, otra, otra y otra vez, me recostaba sobre ella, con sus piernas en mis hombros y la seguía penetrando cada vez más fuerte y cada vez más profundo, pues esa posición lo permite, yo le tocaba esos enormes senos y a ella la excitaba eso mucho más, cuando lo noté, se los acariciaba con la lengua mientras la penetraba y eso hacía que sus gemidos fueran más fuertes, así que la seguí penetrando al ritmo de mis gemidos, era una exquisitez casi orquestal, escuchar mis gemidos, los suyos, como mis muslos chocaban con sus glúteos y ese exquisito sonido de humedad de su cuerpo y el mío, era riquísimo imaginar que en esa oscuridad, esos sonidos de placer que a ella se le escapaban, yo los estaba provocando, era excitante imaginar la cara que ponía con cada gemido producto de cada penetración.

Luego decidí ponerla en mi posición favorita, de perrito. Me alejé tomándola de la cadera y halándola hacia mi izquierda, ella entendió el lenguaje corporal, se volteó y chocó sus ricas nalgas con mi entre pierna, yo la tomé por la cintura y balanceándome de arriba hacia abajo, dejé que mi pene se introdujera lentamente en su vagina y ella al sentirlo, dejó salir un gemido más extenso y más grave, una vez penetrada, empecé ese movimiento de adelante hacia atrás apoyándome en sus caderas, esta vez el sonido del choque de los cuerpos se escuchaba más fuerte ya que los glúteos chocaban con mis muslos, ella se retorcía de placer, se apoyaba en sus codos, en sus manos, luego se dejaba caer en la cama, siempre con ese trasero ofreciéndomelo en bandeja de plata, el cual halaba hacia mí, haciendo que cada penetración se escuchara más fuerte, y más, y más y en una mezcla de sus gemidos con los míos, la tomaba cada vez más fuerte de la cadera, la halaba hacia mí, las embestidas eran cada vez más rápidas, ella al sentir que la intensidad aumentaba me dijo "termíname adentro" eso aumentó mucho más mi excitación y en una embestida fuerte, dejé que esa exquisita sensación se apoderara de mí y expulsé toda mi masculinidad en ella, ella se retorcía de placer y se movía, se contorneaba y presionaba su trasero contra mí, como intentando exprimirme todo y me dijo "Yo también me vine, que riiiiicoooo..."

Estuvimos todavía acostados varios minutos, hasta que ella de repente saltó diciendo "¡Tu hermana!" a mí en ese momento no me preocupó eso, estaba lo bastante relajado como para tomar con calma incluso una guerra nuclear. Me vestí con más tranquilidad que ella y regresamos a la sala, la película estaba en el menú principal pues ya había terminado. Le pregunté si quería terminar de verla y me dijo que si, la regresé hasta donde nos habíamos quedado, cuando sonó el teléfono de Laura, ella contestó y luego de unos

46

segundos dijo "¿Y porque ya no vas a venir"?, al escuchar esto, ella me volteó a ver y a mí se me iluminó la cara con otra gran sonrisa picaresca, como la primera vez, pero esta vez esa risa parecía preguntar "¿Entonces qué hacemos?".

Una sala despejada

Milisegundos después de que mis glúteos tocaron la tela del sillón, mis muslos sentían la parte posterior de sus piernas, además de la presión del peso de su cuerpo, se pudo sentir ese olor a perfume desvanecido por el transcurso del día, ese olor que apenas unos días antes había sentido en otro cuerpo. Rodeó mi cuello con sus brazos emulando una bufanda, mientras sus piernas emulaban unas pinzas a mí alrededor. Sus labios humedecidos acariciaban y contagiaban los míos con una mezcla de ternura y pasión que interpretaban mis manos tocando con una su rostro y con la otra el límite que marcaban unos jeans en su espalda, intentando invadir con los dedos por debajo de ese pantalón sintiendo una fina tela que separaba su pantalón de esa piel suave que quería recorrer desde que la vi esa tarde.

Sus manos poco a poco fueron pasando de la parte posterior de mi cabeza hacia mi espalda, a mi rostro y de nuevo a mi cuello, intentando halarme hacia sus labios, sintiendo esa sensación de sus labios tocando los míos. Mi mano seguía haciendo su trabajo en la parte baja de su espalda, luchando contra una tela, intentando hurgar todo lo posible, imaginándola en la misma posición pero sin ese impertinente pantalón. Una negra camiseta poco ajustada me separaba de ese par de pichones morenos, ese par de senos con unos pezones que mis manos podían sentir por sobre esa barrera delgada de tela. Sabiendo que su peso estaba en mis piernas y que la tela de su ropa impedía el contacto directo con su piel, empecé a buscar el borde de esa camiseta negra y una vez encontrado, la levanté hasta que su brazo impedía quitársela, ella al sentirlo, entendió lo que quería hacer y mientras me seguía besando levantó los brazos y ese beso apasionado se interrumpió por un par de segundos mientras esa camiseta pasaba entre nuestros labios. La onda de aire impregnada con su perfume que emitió esa camiseta me hizo tocar esa espalda casi desnuda cubierta únicamente con un sostén blanco.

Teniendo la posición perfecta le desabroché el sostén, y en este caso era mi playera la que separaba mi piel de la suya y con más libertad para tocarle esa espalda totalmente desnuda podía sentir esas curvas femeninas de una espalda bien formada. Como por cuestión de igualdad, sentí sus dedos en mi cadera buscando ese borde de la playera para hacer exactamente lo que yo había hecho segundos antes para que al fin nuestra piel se uniera y se sintiera esa sensación de humedad que se intercambiaba mientras nuestros cuerpos se acariciaban al ritmo de los besos que para ese momento nos quitaban el aliento.

Mis manos se deslizaban hacia su cadera, buscando el botón y el ojal de aquel jean azul y al encontrarlo, con aparente agilidad y de un solo movimiento desabroché el nuevo obstáculo que me impedía acceder a sus placeres femeninos. Al sentir los estragos que intentaban hacer mis manos una cuarta bajo su ombligo, quiso ayudarme, se paró y me ayudó a quitarle el pantalón, haciendo movimientos horizontales de vaivén que ayudaron a encender más las ganas que tenía de acariciarla completa. Esperaba que se volviera a sentar en mis piernas de frente, pero en vez de eso, me tomó de las manos, me haló hacia ella y me desabrochó el pantalón mientras me besaba el cuello, el hombro, el pecho y me desvistió completamente. Hizo un gesto dándome a entender que me sentara y ella aún con una tanga rosada, se sentó de la misma forma como estaba pero con mucho más contacto de piel.

Me comenzó a besar, me tomaba de la cabeza, del pelo, del cuello y bajaba a mi pecho para subir nuevamente, todo eso mientras movía su cintura de un lado hacia otro, acariciando mi miembro con cada movimiento con la humedad bastante aparente. Esos movimientos parecían describir círculos sobre mis muslos y sin dejar de besarme sentí como bajaba la mano buscando hacer a un lado esa delgada tela que separaba su entrepierna de mi miembro. Una vez a un lado el pequeño y rosado obstáculo, se empezó a mover más despacio de arriba hacia abajo, haciéndome sentir una sensación deliciosa cuando sus labios pasaban por mi miembro sintiendo esa abertura que terminaba en su clítoris mezclando su humedad con la mía y repitiendo es movimiento una, otra, otra y otra vez. Me tomaba del cuello mientras se seguía moviendo de arriba hacia abajo hasta que suavemente mi miembro empezó a penetrar ese agujero de placer femenino tan exquisito, instante en el que cerró los ojos e inclinó la cabeza hacia atrás siendo evidente que disfrutó esa introducción.

Poco a poco los movimientos se hacían más rápidos, ella se movía a su ritmo, tenía el control, colgada de mi cuello se movía, abría la boca, sacaba la lengua humedeciéndose los labios y dejando escapar leves expresiones sonoras que aumentaban de intensidad cuando me inclinaba hacia ella buscando sus pezones con mis labios y lengua, pezones con cierta dureza que al morder suavemente automáticamente pegaba un brinquito junto con un "asíiii, que ricoooooo" yo complementaba tan exquisita expresión con un "mmmmm deliciosoooo, me encanta como te mueves" pareciera como si cada vez que le decía que me encantaban sus movimientos, se movía más rápido escapando involuntarios "Mmmmmm Ahhhhhhhh".

Para equilibrar la situación, la tomé por la cintura, y cambiamos de posición, ésta vez ella recostada en ese sillón con ese par de alas abiertas invitándome a acercarme. Le quité la tanga que aún tenía, la tomé por las piernas y me acerqué buscando su cavidad con mi miembro hasta que volví a sentir esa humedad tan deliciosa mientras me movía de adelante hacia atrás haciendo la penetración mucho más profunda. Ella me tocaba el pecho, abdomen y me tomaba por los glúteos sintiendo como me halaba hacia ella como intentando que la penetración fuera máxima. Se empezaba a amalgamar el sonido de su cuerpo colisionando con el mío, el sonido de sus gemidos con los míos y sus jugos con los míos, era una mezcla de exquisito placer compartido y mutuo.

Esta vez el control era mío y seguía penetrando subiendo y bajando el ritmo por momentos para no terminar con ese placer tan exquisito y cada vez que veía que sus gestos evidenciaban el placer que estaba sintiendo, aumentaba la intensidad mientras veía como se contorneaba en ese verde sillón que estaba siendo testigo de esa sesión de placer compartido. Le tomé las piernas, las uní y seguí penetrándola con más intensidad pues noté que se contorneaba más y era lógico, pues mi miembro tenía más contacto con sus labios superiores humedecidos con jugos y sudor de ambos. Ese panorama

50

de sus piernas cerradas que terminaban con mi miembro penetrando aumentaba mi excitación y si a eso le sumamos sus gemidos y sus movimientos contorsionándose de placer hacían que se empezara a sentir esa deliciosa sensación previa al clímax de esa sesión. Me recosté sobre ella, la abracé y la besaba mientras la seguía penetrando cada vez más rápido y más y más, ella al sentir que cada movimiento se hacía más rápido, me tomaba por la espalda y me halaba hacia ella como tratando de que nos uniéramos en un solo cuerpo. Cuando sus manos resbalaban en mi espalda por el sudor mientras me apretaba hacia ella y sus piernas rodeaban mi cadera y mis movimientos sobre ella eran deliciosamente rápidos y entre una mezcla de gemidos y un "Asiiiiii que ricooooooo" no aguante más ante tan extasiante placer y expulsé todo ese cálido líquido viscoso que le había tenido reservado por varios días, ella se seguía retorciendo del placer mientras que me presionaba hacia ella. La tomé por el rostro y le di un beso apasionado culminando así una sesión de placer que recuerdo especialmente porque fue con alguien que hasta hoy no he podido olvidar.

Mary, solo con ella vivo la felicidad

Con un nerviosismo parecido al de mi primera vez, seguía caminando, intentando que cada palabra que pronunciara de aquella historia sobre un corto encuentro sexual en una habitación oscura no delatara ese nerviosismo que tenía, de solo pensar que me dirigía directamente a otro encuentro sexual con quien hasta ese momento me había confiado toda su vida sexual y sentimental pero como espectador, como ese confidente a quien recurría cada vez que su vida se complicaba pasando de planos familiares, amistosos, académicos, sentimentales y sexo pasionales, cuando alguien más degustaba de aquel cuerpo de mujer que desde hace muchos años yo había intentado tener en mi colchón y que hasta la fecha solo quedaba en la envidia de cada historia sexual que me contaba.

Ahí estábamos los dos, dirigiéndonos hacia esa habitación con ese colchón que por primera vez iba tener un cuerpo de hombre por razones distintas al placer o al amor, ese colchón, su colchón, que esta vez por fin iba tener mi cuerpo desnudo junto al suyo por la razón por la que menos esperé que algún día sucediera, por despecho.

"¡FUIMOS DE AQUÍ LOS PRIMEROS! ¡SOMOS DE AQUÍ NATURALES!" Retumbaba el Thrash Metal de los argentinos Malón aquel jueves por la noche, sin mayor cosa que hacer que uno de mis placeres preferidos, escuchar música. Disfrutaba placenteramente de esa estridente y poderosa música mientras perdía mi tiempo naufragando en el ciberespacio, cuando de pronto ese característico sonido del chat de esa famosísima red social se mezclaba con las guitarras distorsionadas que escuchaba. Era ella, con esa ortografía casi impecable que siempre la caracterizaba y expresiva como solo ella, saludaba como normalmente lo hacía, con un saludo extrovertido y con palabras soeces, pero todas bien escritas, como manda el diccionario. Luego de pocas líneas de preámbulo, con insultos bien elaborados me contaba su última aventura sexo sentimental, con un tal Francisco, quien había resultado ser el más patán de los patanes que había conocido, pues al parecer el tipo había resultado un buen actor, pues había creado todo un personaje

52

con tal de que sucumbiera en su colchón, haciendo coincidir su personalidad con la de ella, creando amigos, perfiles, familia y hasta mascota, pero absolutamente nada de eso era cierto, al parecer ni siquiera se llamaba Francisco.

Ella me contaba que por azares del destino y con la ayuda de las redes sociales dio con el verdadero tipo, un tipo del que incluso habían publicaciones con su foto de otras mujeres advirtiendo lo farsante y múltiples caras que era el personaje en cuestión. Ella seguía escribiendo y escribiendo en esa pequeña ventana de la red social mientras a mí me costaba creer que alguien fuera capaz de tanto con tal de conseguir sexo, pues pensando todo lo que había invertido le hubiera salido más barato pagar por él, pero esa ya era mi opinión. El caso es que de sus dedos brotaban unos fuertes pero bastante ingeniosos insultos, los cuales iba leyendo al compás de movimiento de mi dedo índice sobre el scroll del ratón. Yo seguía leyendo cada palabra hasta que los ojos se me desorbitaron levemente mientras me explicaba que ese tipo había sido el último con quien había tenido relaciones y se sentía "sucia". Poco a poco mis ojos se fueron desorbitando más, mientras seguía la lectura. Me explicaba que por el rencor, odio, rabia y demás que sentía por el mentado, necesitaba tener sexo con alguien para sentirse "menos mal" por lo que había sucedido, y me lo pidió así de explícito.

Yo lo pensé por un instante e intentando sacar esa pequeñísima parte de caballero que aún tengo, le cuestionaba si era la mejor opción de "quitarse" lo que sea que en ese momento sintiera por el tipo, pero pareciera que de nada valían ese par de preguntas razonables que le hice, pues ella seguía firme en lo que quería hacer. Ella sabiendo que desde hacía años quería escudriñar en su ropa interior puesta, sabía que difícilmente me iba negar y yo sin hacer alarde del "Lo hago para ayudarte", acepté sabiendo que en aquel momento, ambos teníamos libertad sexual.

Mis labios no se dejaban de mover intentando contar esa historia en la oscuridad, mientras caminábamos hacia su casa y trataba de esconder ese nerviosismo que tenía, pues la mayoría de mis encuentros sexuales habían sido bastante espontáneos, ninguno con más de un día de planeación. Lo interesante de la situación era que ella era quien parecía segura de lo que había decidido hacer, y yo parecía el indeciso, actitud imposible de explicar con precisión, pero quizá porque al fin realizaría lo que muchas veces imaginé en aquellas noches de soledad.

Llegando a su casa, como ansiosa por lograr su cometido, me tomó de la mano y me haló directamente a su cuarto, una vez adentro, me quitó la chumpa y me besaba apasionadamente, yo sentí esa ansiedad en ella pero mi cuerpo tardaba en entenderla, ella me tomó de las manos, las dirigía a su cintura mientras me tomaba por la cabeza besando mis labios, mis mejillas, y llegando directamente a las orejas, sintiendo su respiración que se empezaba a agitar. Ese sonido de su respiración cerca de mí me hizo reaccionar como un auto encendiendo un poderoso motor. La abracé fuerte hacia mí, le tocaba la espalda, esa espalda que tenía la suavidad de su piel y bajaba hasta tocarle esos glúteos que hacía años quería presionar. Al sentir la presión de mis manos en sus glúteos, metió su mano en mi entre pierna sobre mi pantalón sintiendo a través de la tela ese bulto que se había formado producto de su agitada respiración en mis oídos.

Eso aumentó mi excitación y le presionaba más los glúteos, me quitó la playera y con las manos sin dejar de besarme buscaba el broche de mi pantalón bajándolo con todo y lo que tenía debajo, giramos de modo que yo estuviera al ras de la cama y mientras me besaba me tocaba el miembro que con un poco de lubricación natural, movía de arriba hacia abajo, me dio un leve empujón dándome a entender que me sentara, lo hice, se arrodilló frente a mí, y de tajo metió mi miembro en su boca dejándome sentir esa humedad cálida de su boca y su lengua que poco a poco jugueteaba con mi glande y por momentos desaparecía mientras que de adelante hacia atrás mi miembro se perdía en su boca. Esos movimientos se fueron haciendo más rápido y mi excitación aumenta cuando me miraba, me miraba hacia arriba dejándome ver que disfrutaba verme disfrutar ese delicioso oral que tantas veces imaginé.

Ella movía la cabeza de arriba hacia abajo, se escuchaba ese delicioso sonido a humedad de mi miembro entrando en su boca, me miraba, lo sacaba, lo acariciaba con la lengua, con los labios y lo introducía nuevamente en repetidas ocasiones, mis gemidos eran cada vez más rápidos, y más largos, sobre todo cuando esa mirada llena de lujuria y pasión se dirigía hacia mí, mientras su boca, lengua y labios hacían lo suyo con mi miembro ya bastante lubricado. Como por no dejar escapar la lujuria que sentíamos los dos, se paró, se quitó rápidamente la ropa que tenía puesta y se abalanzó sobre mí, sintiendo su entrepierna sobre la mía y comenzó a balancearse de arriba hacia abajo sobre mi miembro, tomándome de las manos y sintiendo su vientre sobre mí, se seguía moviendo de adelante hacia atrás. Luego de un par de segundos con esos movimientos, se levantó levemente como buscando introducir mi miembro que en ese momento ya estaba empapado de sus jugos y los míos. Cuando lo consiguió, me presionó más fuerte del pecho, juntó un poco más las piernas, hizo un delicioso sonido de excitación y se comenzó a balancear más rápido sobre mí. A mí me encantaba ver ese espectáculo de su abundante cabellera rizada balancearse alrededor de ella, sobre sus hombros, espalda, sobre su rostro, que descubría hasta que hacía un brusco movimiento de la cabeza hacia atrás y con las manos sobre mi pecho, hacía su cuerpo hacia adelante, mientras le acariciaba esos abundantes senos dignos de esa morena llenita que me estaba dejando sentir esa exquisita penetración que ella tenía perfectamente controlada.

Esos movimientos de adelante hacia atrás los intercalaba con movimientos de arriba hacia abajo, dejando caer su peso sobre mí y sintiendo esa exquisita sensación al penetrarla cada vez que su cuerpo chocaba con el mío. Se volteó dejándome ver ese exquisito espectáculo de su trasero hacia mí, mientras se agachaba sobre mis pies y se balanceaba de adelante hacia atrás, yo la tomaba por esa abundante cintura y levantaba mis caderas cada vez que se acercaba hacia mí. Esa posición me excitó muchísimo, pues apreciaba toda su espalda hasta sus glúteos y piernas, incluso me dejaba contemplar otra opción de placer que veía contraerse con cada penetrada, con cada movimiento, con cada choque de muslos.

Luego del evidente agotamiento que veía en ella, pues hasta el momento ella era la que mandaba, la tomé por la cintura y la halé hacia mi boca abajo, me posicioné sobre ella y comencé a moverme lentamente, introduciendo mi miembro entre sus piernas que poco a poco cerraba con las mías. Mi pecho rosaba su espalda, mis muslos chocaban con sus glúteos, haciendo ese "¡Splash! ¡Splash!", ese sonido delicioso de dos cuerpos chocando al mismo compas. La tomaba por los brazos, entrelazaba mis dedos con los suyos, ella por momentos levantaba esas caderas hacia mí, haciendo la penetración mucho más excitante, pues esos movimientos y sus gemidos me daban a entender que ambos disfrutábamos de esa deliciosa sesión de placer mutuo. Los movimientos se hacían más rápidos, sus gemidos se alternaban con los míos y esos movimientos que hacía levantando la cadera me volvían loco pues sentía delicioso que sus glúteos chocaran con mis muslos al ritmo de una deliciosa penetración. Ella se movía de arriba hacia abajo, yo le besaba el cuello, la espalda, la tomaba de los brazos, ella se seguía moviendo y yo seguía penetrándola dejando mi peso sobre ella, cada vez más rápido, y más, y más, hasta que sentí ese movimiento de cadera hacia arriba mucho más prolongado y esa mezcla de gritos y gemidos que me decían que le había dado un exquisito orgasmo. Con la respiración entre cortada y con movimientos mucho más prolongados hizo sus brazos hacia atrás, me tomó de la cabeza como para que le diera un beso y me dijo "Eso estuvo deliciosooooooo".

Ella había tomado esa decisión de un día para otro y la casa no iba permanecer sola por más tiempo, yo estaba feliz de haber disfrutado de esos momentos lujuriosos con ella, en ese momento prácticamente no me importaba el no haber tenido un orgasmo, pero ella me dijo que tendría mi final feliz en otra ocasión y que gracias a mí, odiaba un poco menos al tipo que me permitió tener eso que en mi imaginación sucedió demasiadas veces pensando en Mary.

Glosario

Términos coloquiales y modismos Guatemaltecos.

- **Aventada:** Audaz, osada.
- **Bebederos:** Bares o discotecas.
- **Cerote:** Saludo, osado, referencia, insulto.
- **Chapa:** Mecanismo para asegurar una puerta.
- **Chapín:** Guatemalteco.
- **Chava:** Joven mujer.
- **Chente:** Vicente.
- **Chirmol:** Salsa que mezcla varios ingredientes.
- **Chula:** Bonita, linda.
- **Chumpa:** Abrigo.
- **Cien puertas:** Lugar del centro de la ciudad de Guatemala.
- **Cincho:** Cinturón.
- **Cola que le pisen:** Incriminación en algo.
- **Cuate:** Amigo.
- **Dar para sus aguas:** Tener sexo.
- **Decentón:** Decente.
- **Estar verde:** Falta de madurez, un proceso que acaba de empezar.
- **Faldas flojas:** Mujer que cede fácil a tener sexo sin cobrar.
- **Faldas sueltas**: Mujer que cede fácil a tener sexo sin cobrar.
- **Fulano:** Cualquier individuo.
- **Granizada:** Bebida fría hecha de hielo triturado.
- **Hueco:** Homosexual, de poca valentía, cobarde.

- **Llenita:** Mujer pasada levemente de peso de lo considerado como normal.
- **Marica:** Homosexual, de poca valentía, cobarde.
- **Mataderos:** Auto Hoteles.
- **Mengano:** Cualquier individuo.
- **Omni:** Nombre de un Auto Hotel.
- **Pajas:** Mentiras.
- **Perencejo:** Cualquier individuo.
- **Periférico:** Calzada de la ciudad de Guatemala.
- **Picado:** Necesidad de más.
- **Pinta:** Se parece a.
- **Roosevelt:** Calzada de la ciudad de Guatemala.
- **Sacar algo:** Obtener algún beneficio.
- **Shucos:** Panes estilo Hot dog.
- **Sultano:** Cualquier individuo.
- **Tirando:** Se parece a.
- **Trébol:** Convergencia de varias calzadas principales de la ciudad de Guatemala.
- **Tronarme:** Crear un sonido, Alusión a tener sexo.

www.ingramcontent.com/pod-product-compliance
Lightning Source LLC
Chambersburg PA
CBHW022133280326
41933CB00007B/665